ROBERT 1982

ROBERT 1982

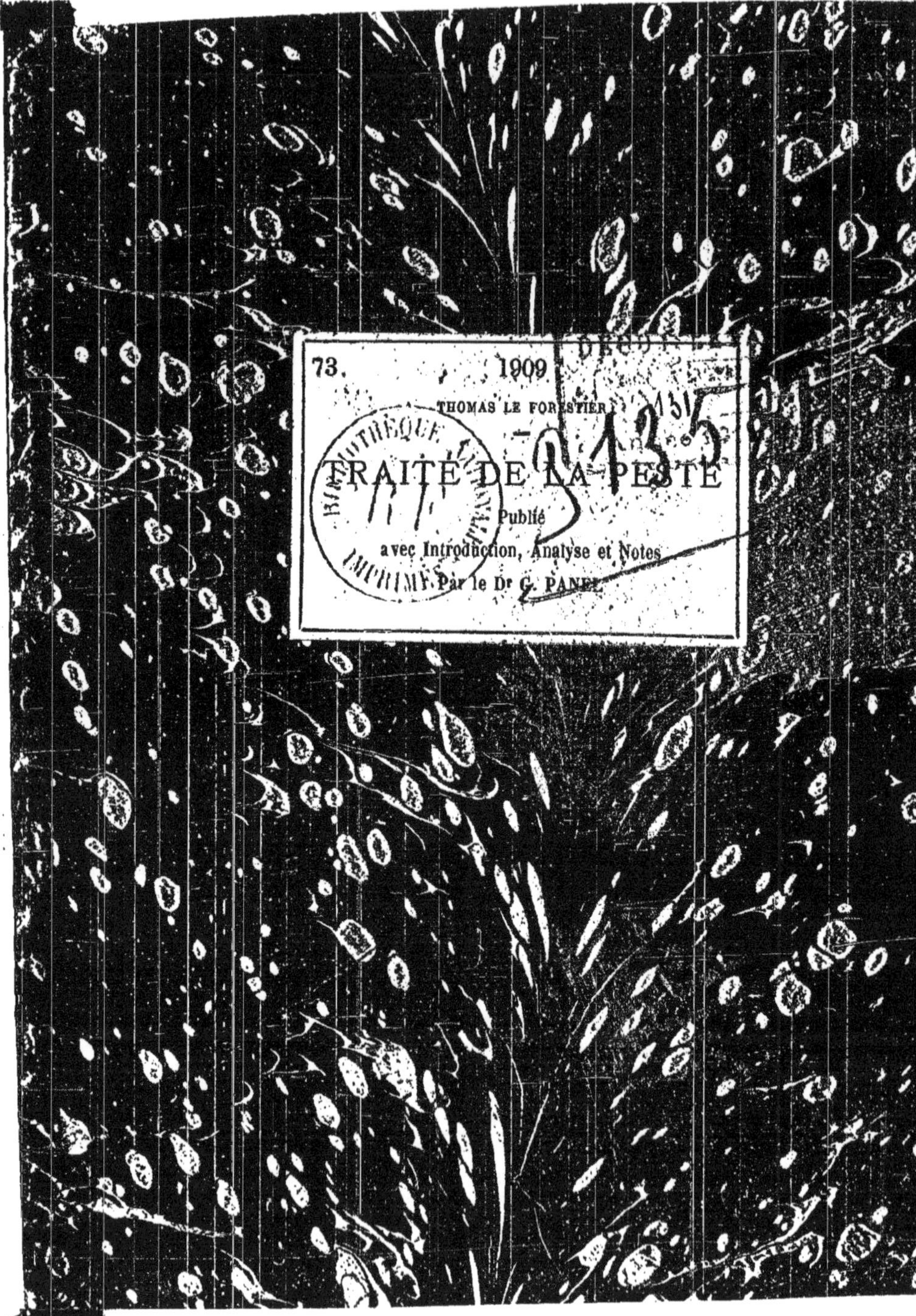
73.
1909
THOMAS LE FORESTIER
TRAITÉ DE LA PESTE
Publié
avec Introduction, Analyse et Notes
Par le Dr G. PANEL

SOCIÉTÉ

DES

BIBLIOPHILES NORMANDS

BIBLIOTHÈQUE NATIONALE — IMPRIMÉS

19

Réserve.

p. Z
358 (73)

THOMAS LE FORESTIER

TRAITÉ DE LA PESTE

PUBLIÉ

AVEC INTRODUCTION, ANALYSE ET NOTES

Par le D' G. PANEL

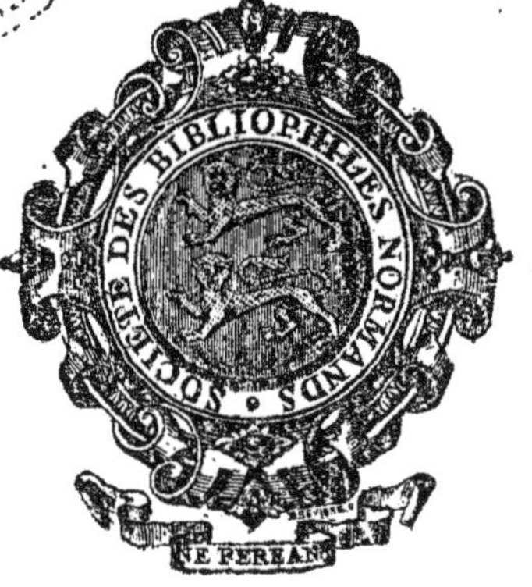

ROUEN

IMPRIMERIE LÉON GY

—

MCMIX

INTRODUCTION

Ce qui a séduit la Société des Bibliophiles Normands dans l'ouvrage que nous rééditons aujourd'hui, ce sont assurément les qualités typographiques du livre. Nous n'avcns pas à les détailler ici puisque notre édition est une reproduction absolument exacte, par les procédés photographiques.

Guillaume Le Talleur est, on le sait, notre premier imprimeur. On lui doit la *Chronique de Normandie* parue en 1487, qui est le premier livre connu avec date certaine ayant vu le jour à Rouen. Le livre de Le Forestier, daté de 1490, n'est postérieur que de trois ans, c'est donc un des premiers produits de la typographie rouennaise.

Si le nom de Le Talleur est bien connu, les ouvrages sortis de ses presses sont peu nombreux. Ed. Frère, dans ses *Recherches sur les premiers temps de l'imprimerie en Normandie* (1829), n'en cite que deux ; postérieurement, il en inscrivit cinq dans son *Manuel du bibliographe normand ;* depuis, on a pu en compter une dizaine portant le nom ou la marque du célèbre imprimeur.

Quelques autres lui sont attribués avec plus ou moins de probabilité.

viij

La date du *Tractatus* est ainsi formulée à la souscrip-
tion du volume : « *Editum et compilatum in civitate rotho-*
magensi : quem conservet altissimus atque completum anno
domini M. CCCC L XXXX die XVIII mensis decembris
per magistrum Tho. Foresterii medicine doctorem discipu-
lorumque ipsius facultatis discipulum Abrincensis dio-
cesis oriundum ».

Les feuillets de ce très petit in-4° sont réunis par
cahiers de huit feuillets sous les signatures *a-e*, les cahiers *f* et *g* n'ont que six feuillets.

De ce précieux spécimen, enfin, de la primitive typographie rouennaise, on a pu découvrir trois exemplaires,
l'un à la Bibliothèque Mazarine (XV° 601), d'après lequel
nos clichés ont été obtenus, un second au British Museum
(1167, G. 1), et le troisième à la Bibliothèque de l'Université d'Upsal.

Nous plaçant à un autre point de vue, nous dirons que
d'autres motifs justifiaient cette reproduction. Voici un
des plus anciens livres de médecine rouennais, peut-être
le plus ancien livre médical imprimé dans notre ville ;
l'auteur en était presque oublié, et malheureusement
nous ne savons à peu près rien de lui que ce que contient
ce volume ; enfin l'œuvre est intéressante comme nous
allons l'expliquer ; ne sont-ce pas là des raisons suffisantes pour se mettre à l'étude ?

Le *Tractatus contra pestilentiam tenasmonem et dissen-*

teriam n'est pas la première publication de Le Forestier ;
en 1584, il avait assisté à Londres à une peste terrible,
dans laquelle, dit-il, plusieurs lords-maires avaient suc-
combé en l'espace de quelques mois, et il en composa une
relation imprimée qu'il désigne lui-même du nom d'opus-
cule. Il ne dit pas où il fit imprimer ce premier travail
dont nous ne connaissons aucun exemplaire.

Un autre ouvrage est cité par Le Héricher dans l'*Avran-
chin*, ce serait un traité sur le *tetanos ;* cet écrivain est par
ailleurs mal informé sur Le Forestier, et, comme nous
n'avons trouvé aucune trace de ce livre, nous considérons
cette indication comme fort douteuse.

Postérieurement au *Tractatus* que nous éditons, Le
Forestier a fait imprimer deux ouvrages en français, qui
sont une sorte de reproduction du même travail, revu et
modifié.

L'un a pour titre : *Le Régime contre epidimie et pestilence intitulé aux poures par lequel ung et chascun de
quelque complexion qu'il puisse estre peut voir et cognoistre
les choses qui luy sont req'ses utiles et prouffitables pour les
user et soy preserver.....*

C'est un volume in-4°, gothique de 88 pages, orné
d'un bois sur le verso du premier feuillet et se terminant
par la mention : « *Et par tant mets fin à ce présent regime
fait et composé par maistre Thomas Le Forestier, docteur
en medecine* ».

Cet ouvrage n'est pas une traduction du *Tractatus*, cependant des passages importants sont similaires, mais la composition et la disposition des chapitres sont différentes. Il est sur tous les points abrégé et simplifié. Les chapitres si curieux pour nous sur les mœurs médicales et pharmaceutiques de l'époque ne s'y trouvent pas.

Une autre édition du même livre existe. Le titre est le même, mais, sur le recto du feuillet de titre, on trouve reproduit le bois, qui figure néanmoins au verso. Puis le livre se poursuit en tous points semblable à l'autre édition jusqu'à la page 88, où l'on trouve la mention déjà citée : « *et par tant mets fin à ce présent regime* ».

Nonobstant cet avertissement, le livre se continue encore pendant huit pages. Ce supplément commence ainsi : « *Advertissement a ung chacun en général pour eviter maladies epidemie et pestilence* ». Il se termine par cette mention : « *Imprimé a Rouen par Jaques Le Forestier demourant audit lieu en la grant rue Saint Martin du pont près le fardel l'an et iour dessus dits* ». La date visée est ainsi indiquée : « *Accomply en l'an M. CCCC quatre vingtz et XV le XXIᵐᵉ jour d'octobre* ».

A la dernière page on lit également : « *Je Thomas le Forestier medecin natif eu dioces d'Avrêches resident en ceste cité de Rouen tres humblemēt rens graces à dieu nostre saulveur et redēpteur, à sa tres sacrée vierge et mere Marie royne du ciel et de la terre et à toute la benoiste*

Le regime contre epidimie

et pestilence. Intitule aux poures: par le quel vng a chascun
de quelque complexion quil puisse estre peut voir et congnoi
stre les choses qui luy sont reqses vtiles et prouffitables po[r]
les vser et soy preseruer. A lopposite il pourra entendre et cle
rement congnoistre les choses nuysantes a causantes lad[it] pe
stilence: a celle fin de les suyr euiter a delaisser. Et auec ce il
pourra par ledit regime faire de soy a composer plusieurs ex
cellens remides sans grand peine ne coustage cotre lesd[it] ma
ladies.

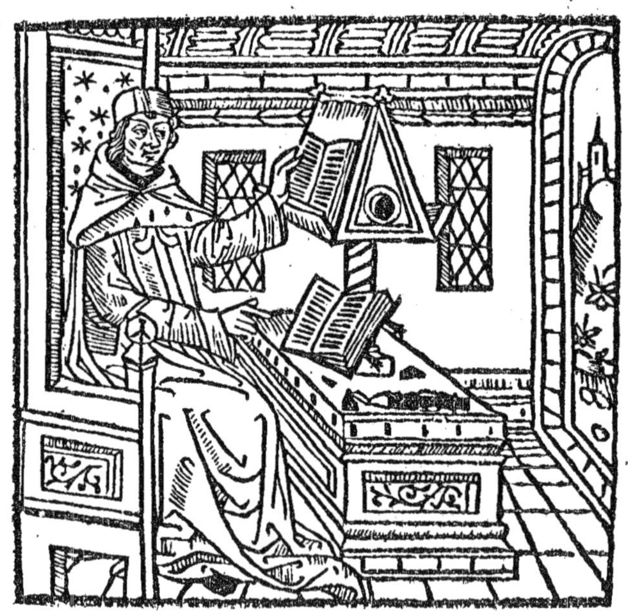

Je Thomas le foreftier medicin natif eu dioccs daurêches
refident en cefte cite de Rouen treshumblemêt rens graces a
dieu noftre faulueur et redêpteur a fa treffacree vierge et me
re marie ropne du ciel et de la terre/et a toute la benoifte court
celefte de paradis:dauoir peu parfaire et acôplir ce petit trai
cte nôme le regime des poures.par le ql ung et chafcûl pourra
veoir et congnoiftre en tout temps de peftilêce la maniere de
fop gouuerner tant par medicines que autremêt. Supphât
a ung chafcûn qui le lupra fil p trouue chofe felon raifon qui
doibue eftre augmente diminue ou meliore : que doulcement
il le face en le tournant au meilleur fens. Et combien ql p ait
plufieurs et diuerfes fentences:touteffois ie efpoire quilz fôt
affes côcordantes auп rigles et conclufions des acteurs et do
cteurs en mô principe denômeʒ. Et fil pa quelque lettre mot
ou fillabe en limpreffion legierement corrige ou fuperficielle
mêt paffe.a celup de ma main efcript ie le remetʒ.puât chûn
qui le lupra pour mon intêcion me dôner pater nofter et aue
maria.Acomply en lan Mil CCCC Quatre vingtʒ et пʋ.
le ппi.iour doctobre.

Imprime a Rouen par Jaques le foreftier demourât au
dit lieu en la grant rue Saint martin du pont pres le fardel.
lan et iour deffufditʒ.

court céleste de paradis d'avoir peu parfaire et açõplir ce petit traicté nõmé le régime des poures par lequel ung et chascun pourra veoir et cognoistre en tout temps de pestilēce la maniere de soy gouverner tant par medecines que autremēt. Suppliant à ung chascun qui le luyra s'il y trouve chose selon raison qui doive estre augmenté, diminué ou mélioré que doulcement il le face en le tournant au meilleur sens ».

Dans ces huit feuilles supplémentaires sé trouvent quelques fragments des chapitres sur les médecins et apothicaires.

L'autre ouvrage de Le Forestier est intitulé : *Le traicté des eaues artificielles, les vert' et propriétés d'icelles; nouvellement imprimé à Rouen*. C'est un in-4° gothique dont la première page est décorée d'une lettre ornée et d'un bois ; il a 52 pages, et sur la dernière on lit : « *Cy finist le traicté des eaues artificielles nouvellemēt imprimé a Rouen pour Robinet Macé libraire de l'Université de Caen demourât audit lieu au cymetiere saĩt Pierre* ».

Ce traité est un formulaire présentant d'une façon très détaillée et complète un certain nombre des eaux médicamenteuses citées dans le *Tractatus* et dans le *Régime*. Non seulement on y trouve les eaux médicinales, mais aussi des eaux relevant plutôt de la cosmétique et de la parfumerie, elles y sont présentées comme suit : « *pour complaire et sembler plus belles les femes et pour les garder d'aller en fornication et adultere il est permis user d'aucunes eaues qui embellissent et ablanchissent le visage et de ces eaues j'en mettrai aucune ici ».*

Le catalogue de la bibliothèque James de Rothschild, publié par M. Emile Picot, décrit, sous le n° 198, une édition plus complète en 40 feuillets au lieu de 26, ayant pour titre :

Le traicté des eaues artificielles les vertus et proprietés d'icelles. Nouvellement imprimé à Rouen pour Michel et Girard ditz Auger et Jacques Berthelot libraires demourantz au dict lieu de Rouen en la grant rue du Pont devant Saint Martin, et à Caen, à l'ymage Sainct Michel prez les Cordeliers.

Il doit y avoir un exemplaire de cette édition à Aix, dans la Bibliothèque Mejanes.

M. Léopold Delisle place la date de la première édition avant 1507, et celle de la seconde entre 1527 et 1534. — *Catalogue des livres imprimés ou publiés à Caen, t. II, p. 156, et t. I, n° 371.*

Les caractères gothiques du *Tractatus*, du *Regime* et du *Traité des eaues* sont différents. On connaît les imprimeries d'où sont sortis les deux premiers livres. Nous n'oserions pas tenter d'attribuer le troisième, bien qu'une indication résulte de la lettre ornée qui se retrouve sur un volume de la Bibliothèque de Rouen, *les Chroniques de Normandie*, imprimées pour J. de

Œ traicte des
eaues artifici
elles les vert⁹
et proprietes
dicelles nouuellemēt impzime
a Rouen.

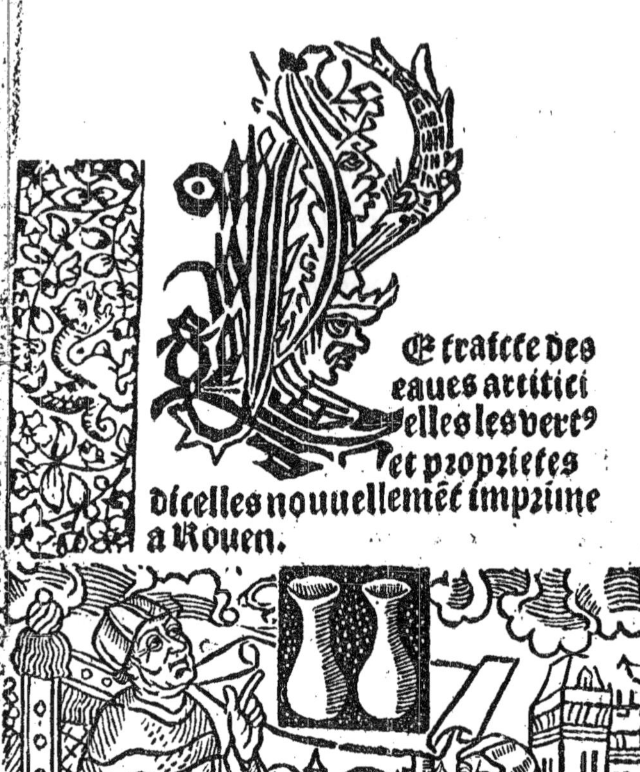

Du soit nōye comme fut narcisus.
Du aux cheueulx comme absalon pendus
Du com iudas fut par desesperance
Du puist mourir comme simon magus
Qui mal Bouldroit au royaume de france.

Dorenauant puist reuenir le temps
Cest quon surcoule au Ventre son tresor
Du quil soit nus entre meulles flotans
En Vng moulin comme fut saint Victor
Du sanglouti a la mer sans alaine
Comme ionas au Ventre a la Ballaine
Du soit priue de la clarte phebus
Des bien s iuno et du solas Venus
Et du dieu mars soit pugni a oustrance
Ainsi que fut roy sardanapalaus.
Qui mal Bouldroit au royaume de france

Prince porte soit des clers vi
En la forest ou domine glor.
Et soit priue de paix et deliurance
Car cil nest digne de posseder uertus
Qui mal Bouldroit au royaume de france

Cy finist le traicte des eaues artificielles nouuellemēt
imprime a Rouen, pour Robinet mace libraire de luniuer
site de Caen demourāt audit lieu au cymetiere salt Pierre

Burges. Mais c'est une question qui ne manque pas d'intérêt pour les membres de la Société plus compétents que nous, aussi croyons-nous bon de donner dans cette publication des fac-simile du premier et du dernier feuillet de chaque volume.

Après les renseignements qui précèdent, nous espérons que l'on approuvera le choix que le Bureau de la Société a fait d'éditer le *Tractatus*, bien qu'il soit écrit en latin, plutôt que le *Régime* dont le texte français serait d'une lecture plus facile.

D'abord, et avant tout, la Société des BIBLIOPHILES NORMANDS devait voir dans cette publication l'édition d'un ouvrage sorti des presses de Le Talleur ; d'autre part, le *Tractatus* est plus complet que le *Régime*, et, tout spécialement, les passages sur les charlatans, les médecins et les apothicaires, ainsi que beaucoup d'autres, tels que les détails sur les étuves, qui tous offrent un grand intérêt au point de vue historique, ne se trouvent détaillés que dans le *Tractatus*.

Une analyse du livre, suffisante pour supprimer les difficultés du texte, permettra la lecture courante de ce livre dans lequel on trouvera à chaque page des détails intéressants ou curieux.

Quant à l'auteur lui-même nous ne savons à peu près rien, si ce n'est ce qu'il nous apprend de lui dans son *Tractatus*. Il se dit originaire du diocèse d'Avranches et

non pas natif d'Avranches. Il a beaucoup voyagé. Nous
avons déjà signalé sa présence à Londres, il nous parle
de l'Italie où il était; il a passé en Flandres et, dit-il,
dans beaucoup de pays. Puis il vint résider à Rouen où il
fut assez mal accueilli au sein du Collège des médecins,
qui ne.voulait pas reconnaître les titres délivrés par les
autres Collèges ou Universités et exigeait des arrivants
qu'ils accomplissent le chef-d'œuvre.

Des allusions imprécises que l'on trouvera disséminées
dans le *Tractatus* tendraient à faire croire qu'il a soigné
des rois et des reines et de puissants seigneurs.

De son existence à Rouen, l'infatigable chercheur
qu'était M. de Beaurepaire n'a pu trouver que deux traces
sans importance : « Le Forestier Thomas, cité dernier
juin et 11 juillet 1505 — registres du Chapitre de Rouen » ;
— « mention de sa veuve le 15 septembre 1513 — mêmes
registres ».

Si minimes que soient ces renseignements, ils ont au
moins eu le mérite de nous apprendre le véritable nom
de notre médecin, car le *Tractatus* est signé Foresterius.
Le plus ancien auteur qui, à notre connaissance, en ait
parlé, est Riolan, dans ses *Curieuses recherches sur l'Ecole
de médecine*, etc. Comme à son époque on n'attachait aucune importance à l'orthographe des noms propres, quoi
qu'il connût bien l'ouvrage, puisqu'il en fait une citation

prouvant qu'il l'avait lu, il fit imprimer une date fausse et un nom erroné : *Forsterius*, 1480.

Les biographes qui ont suivi l'ont appelé Forster ou Forestier ; tous ont écrit des notices paraphrasant le passage de Riolan, mais telles que l'on peut affirmer qu'ils n'ont jamais eu entre les mains le *Tractatus contra pestilentiam*, qu'ils appellent *Regimen contra pestilentiam*. Nous n'insisterons pas sur ces diverses notices ; qu'il nous suffise de mettre en garde le lecteur contre leurs erreurs.

Pour ce qui est de l'œuvre que nous éditons, elle possède une réelle valeur scientifique et elle est en plus un document précieux sur les mœurs médicales et pharmaceutiques de l'époque, et aussi sur les coutumes en usage alors.

Comme ouvrage de science, ce livre présente une importante particularité : il est facilement compréhensible. L'auteur déclare qu'il écrit pour le peuple, en latin simple et commun pour être bien compris. Bien d'autres ont affiché la même intention, mais ne l'ont pas réalisée ; Le Forestier, au contraire, a su se débarrasser presque complètement des formes dogmatiques et sentencieuses, des aphorismes mystérieux et des citations tronquées, qui imprimaient alors au langage scientifique l'apparence d'oracles sibyllins.

Dépouillée de ces oripeaux, la science médicale du xve siècle nous apparait bien plus sensée, et nous constatons avec étonnement que les idées d'alors sur l'hygiène ne sont pas très différentes des nôtres.

Le livre de Le Forestier est en réalité un traité d'hygiène. Des matières qu'il traite, une seule a vieilli et reflète son époque, c'est la foi profonde en l'astronomie et en l'astrologie. Ce chapitre nous paraît absurde, mais nous devons, pour le juger, nous rappeler que l'astrologie était alors une science accessoire de la médecine, comme la physique et la chimie ; que cette science était plus avancée que les deux autres, qui n'existaient pour ainsi dire pas, et que l'on pouvait en escompter des services importants pour l'art de guérir. Le rôle serait trop beau pour nous de déclarer qu'il n'y avait rien à tirer de l'astrologie ; nous pensons au contraire que les gens d'autrefois auraient été coupables de ne pas explorer ce domaine. Nombre d'exemples plus modernes le prouveraient, tels les services que l'on cherchait à faire rendre au microscope avant que cet instrument ait donné, entre les mains de Pasteur, naissance à une science nouvelle : la bactériologie.

Nous aurons donc besoin d'indulgence pour lire les considérations de Le Forestier sur l'astrologie ; mais, pour tout le reste, il nous donnera de bons conseils. Il nous parlera de la propreté de l'air, de la pureté de l'eau, même il nous conseillera de faire bouillir, pour la purifier, toute eau suspecte ; et nous regrettons vivement qu'il se soit arrêté à l'endroit où il fait allusion aux moyens artificiels et mécaniques de purification de l'eau, ne nous livrant qu'un seul moyen : l'ébullition avec de l'argile, procédé d'ailleurs recommandable.

Le lecteur du xxe siècle approuvera sans doute les idées de notre vieux médecin sur la police des marchés, la surveillance des professions de la table, voire l'inspection des pharmacies.

Qui pourrait le désavouer sur ce qu'il dit de la nécessité de tenir les rues et les immeubles en parfait état de propreté? Son idée du balayage nocturne des rues mérite d'être prise en considération, car il l'appuie de bons arguments.

Nous trouvons encore très intéressant le passage sur les bains et les étuves, qui nous met en présence de mœurs dissolues expliquant des prohibitions qui, autrement, resteraient incompréhensibles.

Disséminé dans tout l'ouvrage, on trouve un traité d'hygiène alimentaire et d'art culinaire des plus curieux et très développé, qui nous fait pénétrer intimement dans la vie de nos pères.

Enfin, nous ne pouvons que renvoyer le lecteur au texte ci-après publié pour y lire les détails de mœurs des charlatans, des médecins et des apothicaires ; ces passages ne peuvent être résumés, leur importance pour l'histoire de la civilisation est capitale.

La composition du livre paraît au premier abord un peu hétérogène ; lorsque l'on pénètre les idées de l'auteur, on voit au contraire que toutes les questions traitées par lui font bien un seul et même sujet ; le ténesme et la dysenterie ne sont que des formes de la peste, ou, du moins, il ne parle de ces affections qu'en tant qu'elles sont secondaires à la peste.

De l'œuvre, il est rare que l'on ne puisse dégager la personnalité de l'auteur. Ici la chose est des plus aisées. Le Forestier était un modéré et un indépendant. Il pensait et jugeait d'après les faits, et il ne se faisait pas l'esclave d'une théorie.

Ce qu'il dit des boissons est absolument remarquable. Il n'admet aucune conclusion absolue ; il subordonne les lois aux circonstances, les principes au jugement. Il incline plus à permettre qu'à défendre. Nous nous tromperions fort, ou il était un médecin *tant mieux*, aimable et bon enfant. Le passage suivant, qui servira en même temps de spécimen du style du *Regime contre épidemie et pestilence* nous paraît du moins appuyer notre opinion :

« AUCUNES RÈGLES ABRÉGÉES TOUCHANT VOSTRE GOUVERNEMENT :

« Sur toutes les choses qui vous peuvent advenir gardez que vous soyez joyeulx, et prenez toujours votre réfection en toute joyeulseté et attrepance qui est chose qui fait vivre l'homme longuement, avoir santé, bon sang et bonnes huméurs. Machez bien vostre viande et qu'elle soit préparée aussi nettement que vous pourrez, bien cuytte, et mangez assez bonne quantité avant que boire, avec ce à vostre dîner entreposez vostre boire puis l'un puis l'autre pour faire meilleure mixtiõ, quiconque die le cõtraire, et au milieu de vostre refection usez le meilleur vin et en la fin plus trempé, prenez une viande ou deux ou trois à vostre repas qui soient de une même nature au plus près que vous pourrez, mangez quand vous aurez appétit, départez de table en appétit, passez à ung breuvage cu à deux s'il vous est possible à vostre repas, et gardez que dinez et prenez vostre repas en lieu qui soit pur et net arrosé en temps chault avec eau rose et vin aigre et s'il estoit temps froid et humide et le lieu reumatiq, près murailles, terres ou quelques mauvoises eaux, cimetières et maulvaises odeurs, faites bon feu avec roumarin, lavẽde, genièvre, serment de vigne et bon bois qui soit assez sec ; et ayez toujours près de vous en prenant vostre repas chose qui réconforte le cœur et les esprits et qui soit de bonne odeur. Levez à VI ou VII de vostre lit déjeunez à VIII dinez à XI soupez à VI couchez à IX et dormez premierement sur dextre et secondement sur senestre et non envers. Pignez vostre chef et faictes vostre barbe à jun si homme e. c. Travaillez à jun et

moyennement, beuvez à toute heure que aurez soif car
soif est grand danger, hantez compaignies joyeulses,
gardez vous de froit et de chault, tenez bon benéfice de
ventre, et généralement en toutes choses quiconque soit
en veuillant ou dormant en beuvant ou mangeant, en
labeur, repos et travail, soit à pied ou à cheval, et
en toutes mesures que ce soit soyez modérés et
attrempez. »

Le passage qui précède renseigne bien sur notre auteur
et donne la note exacte de toute l'œuvre. Que tout soit
fondamentalement et éternellement vrai et bon dans
l'œuvre de Le Forestier, ce serait une erreur de le pré-
tendre ; mais on ne saurait lui refuser de rares qualités
de bon sens & d'expérience.

Le médecin qui alors osait penser : « Il faut que la
théorie s'incline devant la pratique et l'autorité des maîtres
devant la force des faits », n'était pas le premier venu.
Ces preuves d'indépendance de pensée sont rares. Enfin,
la lecture de cet auteur est intéressante parce qu'il
expose tout avec une grande simplicité, sans pose et très
clairement.

Un dernier mot à sa louange. On a fait un grand honneur à Ambroise Paré de la phrase célèbre : « *Je le pansai ;
Dieu l'a guéri.* » Le droit de priorité de cette pensée peut
être revendiqué par Le Forestier qui écrivait avant la
naissance de Paré : « *Non ego : sed ipse omnipotentis-
simus omnia illa fecit.* »

Nous pensons qu'une analyse de ce traité de la peste ne sera
pas jugée inutile à la suite de notre introduction.

Nous n'avons pas la prétention de rendre l'aspect de l'œuvre,
nous cherchons seulement à faciliter la compréhension immé-
diate des passages qui nous ont paru un peu obscurs au premier abord. Nous résumons donc principalement les passages
pour lesquels nous croyons utile d'ajouter une note, ou ceux
qui contiennent des mots dont le sens n'est trouvable que dans
des ouvrages spéciaux, nous tronquerons certaines citations
que nous ne faisons que pour traduire un mot afin d'éviter des
recherches au lecteur. A cause de cela nous défigurerons un
peu notre modèle, nous n'en respecterons pas les proportions
et par certaines citations nous montrerons l'œuvre inférieure
à ce qu'elle est.

Nous nous consolons de ces défauts, car nous ne poursuivons
qu'un but ; faciliter la lecture du texte intégral, et nous pensons qu'après avoir jeté un coup d'œil sur notre analyse on
voudra juger l'œuvre dans son ensemble et qu'on pourra la
lire sans hésitation et sans être arrêté par des difficultés.

Nous insistons cependant pour que l'on ne croie pas que cette
analyse est une traduction et qu'après l'avoir lue on connaîtra
le livre. C'est au contraire un simple sommaire, nous ayant
surtout servi de moyen de repérer les notes par lesquelles nous
avons cru nécessaire de commenter quelques passages.

Les chiffres gras entre crochets, toujours au commencement

D

des lignes, renvoient aux pages du texte qu'il faut numéroter par la pensée, la page commençant par **Verba mea** *étant page 2. — Les chiffres dans le texte renvoient aux notes qui sont placées à la fin de l'analyse.*

ANALYSE

CHAPITRE Iᵉʳ

DES CAUSES DE LA PESTE

[2] Les causes de la peste sont éloignées ou prochaines.

Les causes éloignées sont les formes et figures célestes.

[3] Quel homme de bonne foi voudrait nier que les corps d'ici-bas soient gouvernés par les corps de là-haut? Le soleil est comme la lumière et la chandelle du ciel, il se tient au milieu des sept planètes comme un roi sage. C'est lui qui a donné à Mars la guerre, à Jupiter la justice, à Saturne la royauté, à Vénus les finances, à Mercure les écritures et à la Lune la parole; c'est elle qui porte ses ordres partout où il ordonne. Les ignorants et le vulgaire le savent bien d'expérience ; tous les jours ils pronostiquent d'après le croissant et le décroissant de la lune, le flux et le reflux de la mer, la marche des maladies, la mort ou la guérison des malades.

[4] Aux quatre saisons de l'année, les astres agissent ; il se produit une grande humidité et il se développe beaucoup de mauvaises vapeurs fétides et corrompues qui empoisonnent, corrompent et putréfient l'air et sa substance avec une diminution de la chaleur, ce qui est la condition propre de l'air pestilentiel.

Si la chaleur de l'air était très grande et forte, alors l'humidité cesserait avec la putréfaction.

Les fièvres pestilentielles ne se produisent pas dans un air sec, mais dans un air trouble, épais, vaporeux, empoisonnant par une chaleur putride jointe à l'humidité.

L'air ne se corrompt pas dans sa substance par une putréfaction directe, mais il s'additionne de vapeurs putrides et corrompues.

[5] De cette réunion d'eau et d'autres vapeurs il résulte une qualité mauvaise et infecte qui corrompt nos corps et qui tue.

Ceux qui visitent les malades ne sont pas toujours préparés à recevoir la maladie et, de ce fait, ils ne la prennent pas.

[6] A l'automne, l'air est plus exposé à recevoir une mauvaise disposition et les corps mieux préparés grâce à l'absorption des fruits. A cette époque il s'exhale et se disperse une chaleur naturelle et ainsi la digestion est affaiblie et refroidie, c'est pourquoi beaucoup de mauvaises humeurs se multiplient qui sont aptes à recevoir la corruption de l'air infecté.

Cette infection n'est autre qu'une corruption dans les humeurs. — Y sont plus préparés les replets, les sanguins, les colères (1), les raréfiés (2), ceux de bonne complexion, à cause de la grande résolution (3) qui se fait chez eux. — Et périclitent le plus tôt ceux qui ont des humeurs plus subtiles et qui ont une grande rareté de pores.

Tous cependant, de quelque complexion qu'ils soient, en raison de la contagiosité de la maladie, peuvent être infectés par les vapeurs vénéneuses qui corrompent l'air et les humeurs.

[**7**] C'est pourquoi tout à coup par cette maladie pestilentielle, comme par le *napel* (4), beaucoup sont frappés d'une mort soudaine. Aussi les médecins qui soignent ces malades, leurs parents et leurs gardes, doivent-ils prendre le plus grand soin de corriger l'air infect.

Quand il y a contamination, l'air contamine les humeurs et tout d'abord celles qui se trouvent autour du cœur parce qu'il y arrive plus vite qu'aux autres ; le poumon n'éprouve qu'une faible altération parce que c'est un organe mou, lâche, accommodant, et que l'air n'y séjourne que peu de temps.

[**8**] Et c'est de la sorte qu'est causée la peste de l'air proprement dite, quels que soient les divers noms qu'on lui donne : pestilence, épidémie ou endémie (5).

CHAPITRE II

DES CAUSES PROCHAINES DE LA PESTE

Elles sont la plupart terrestres, ce sont les putréfactions qui se produisent dans les cavernes profondes où meurent des serpents, des couleuvres et des dragons (6) ou d'autres animaux ; où se rencontrent des minéraux sulfuriques, plombiques ou autres, de la craie, de l'argent vif ou autres minéraux vénéneux contraires à nos complexions.

[**9**] Les eaux qui coulent à travers ces endroits sont des causes suffisantes pour produire les pires maladies mortelles et pestilentielles et même des catarrhes, des hydropisies et des flux de ventre dont l'origine reste inconnue, excepté des observateurs attentifs et prévenus.

La nourriture, le pain et les mets (7) préparés avec cette eau sont suffisants pour corrompre notre corps et nous n'y faisons pas attention. Il y a encore d'autres eaux dont nous ne nous soucions pas et dont les médecins, je crois, ne pourraient dire le nombre de victimes qu'elles font; ces eaux sont suffisantes pour infecter, corrompre et tuer une grande partie d'une région. Ce sont les eaux pernicieuses, empoisonnées et corrompues dans lesquelles on envoie les immondices et les détritus des maisons, des latrines, des cloaques, des effluents des cuisines, des teintureries et des fouleries où l'on jette des entrailles de bœufs, de poissons, de porcs, des excréments d'hommes ou d'animaux morts de la peste, et où on lave des vases infectés et toutes les choses immondes que la plume se refuse à écrire.

[10] Il y a d'autres eaux d'où s'élèvent des corruptions fétides, ce sont les eaux marécageuses, stagnantes, *laciviales* (8), d'où s'élèvent des fumées et des vapeurs qui infectent l'air.

Il y a d'autres causes prochaines comme sont les terres où croissent des herbes vénéneuses comme la ciguë, le lauréole (9), la bruyère (10), le pavot noir, la jusquiame, les orties, les noyers et les figuiers que l'on doit éloigner des demeures des riches et des cités.

Une autre cause prochaine est la direction des vents qui porte l'air d'une place à une autre, et il peut arriver qu'il [11] existe quelque part une quantité de bêtes mortes dont l'existence soit ignorée.

La corruption de l'air corrompt les arbres, les moissons, les fruits; et ainsi les hommes qui mangent ces fruits sont infectés. Aussi il serait bon que la grande quantité de fruits qui est apportée dans cette ville soit envoyée ailleurs, car l'intérêt particulier doit céder à l'intérêt général, et ceux qui se livrent à ce commerce ne doivent pas être plus préoccupés de leurs gains que de la santé publique ; et ceux qui ont la direction des affaires publiques doivent tenir à cela, car toutes les fois qu'il existe une grande abondance de fruits, ceux qui les mangent sont victimes de divers inconvénients.

Une autre cause prochaine de contamination est que les femmes et les servantes laissent les enfants, filles et garçons, faire leurs besoins devant les portes, ce qui, parlant respectueusement, est vil et honteux en présence des nobles personnes et des passants au milieu des villes nobles, alors que les chats et les chiens, qui sont privés de raison, ont pour pratique de recouvrir leurs excréments.

On a également coutume de jeter à la rue les chiens et chats morts, les excréments de plusieurs jours, les déchets des marchands de poisson et des bouchers, ainsi que des mégissiers, maroquiniers et corroyeurs, d'où il se dégage des vapeurs et des infections horribles à nos cœurs, bonnes et suffisantes pour tuer les passants dans la rue et pour créer des pestes.

[12] Il faut nettoyer les rues la nuit, de neuf à dix heures, et les laver à l'eau claire, et non pas de jour, parce que, de jour, les vapeurs avec la chaleur se disséminent davantage, que le public se promène et qu'on a vu des gens mourir surle-champ ; et non pas non plus le matin, parce que les cœurs sont plus aptes à la contagion.

CHAPITRE III

DES SIGNES DE LA FIÈVRE PESTILENTIELLE

Cette maladie ne s'accompagne pas d'une chaleur excessive
[13] extérieure ; la soif est vive, la langue est aride, noire,
rongée, ulcérée, ainsi que le palais ; le pouls n'est pas
changé, l'urine ne l'est guère, on en troùve même qui semble
être celle d'un homme bien portant. L'haleine fétide est un
symptôme grave.

Parfois les symptômes graves ne se présentent que tard,
comme il est arrivé à un certain *gafalo qui demisit suum
baculum Gentili et aliis* (11) après avoir, pendant sept jours,
présenté des symptômes anodins.

[14] Le mal, dans la peste, n'est pas autour du foie, mais
autour du cœur comme à la base de la vie.

Il y a encore d'autres symptômes : la nausée, la perte de
l'appétit, la dilatation de la rate, la *subeth* (12), paralysie,
l'hydropisie ou le ramollissement de la syncope (13) à cause
d'une gêne du cœur. Et quelquefois il apparaît de petites
[15] apostèmes rouges, livides et blanchâtres, et d'autres
septiques (14) inflammatoires (15) trompeuses qui dispa-
raissent aussitôt apparues. Parfois il y a tendance à l'hydropisie et au flux du ventre et à l'insomnie. Beaucoup suent
une sueur fétide, quelquefois* apparaissent des varioles
piquantes, brûlantes, mordantes comme du sel ou des
fourmis.

CHAPITRE IV

DES SIGNES D'UNE PESTE FUTURE

[16] L'automne est l'époque la plus favorable à la peste, car, de l'absorption de nourritures multiples et diverses et de fruits indigestes, il résulte beaucoup de mauvaises humeurs dans notre corps. Et lorsque vous verrez des courses d'étoiles ou de météores dans le ciel et des flammes de feu, ou des apparences d'étoiles filantes, ou des colonnes de feu dans l'air, ou des feux qui dansent dans l'air comme des chèvres, ou lorsque apparaîtront des étoiles et des comètes, vous pourrez annoncer que la peste va arriver.

L'automne sec est celui qui prédispose le mieux aux pires maladies. Quand il fait tantôt chaud, tantôt froid, tantôt obscur et tantôt clair ; quand il apparaît des signes de pluie et que cependant la pluie ne tombe pas pendant de nombreux jours ; quand il s'élève des nuages dans l'air lorsque celui-ci [17] est lourd, épais et sombre ; quand des vapeurs et fumées étrangères et fétides se rencontrent dans l'air et le corrompent, et quand il tombe une sorte de brouillard avec une odeur horrible, tout cela annonce la peste.

Et de même lorsque l'été est chaud même sans température excessive, mais avec une grande humidité et lourdeur le matin, qu'il est déjà apparu des colonnes et des feux dans l'air et qu'après apparaissent des vents austraux et chauds, alors nous devons attendre la peste.

Quand nous voyons une abondance de varioles, une multitude de rougeoles et de charbons qui décèlent la corruption de l'air, ce sont des symptômes de peste.

E

Il y a encore d'autres signes, par exemple lorsqu'en été
les hommes ne peuvent dormir la nuit sans que cependant
ils éprouvent une chaleur excessive. Ou bien c'est l'appari-
tion sur la terre de reinettes petites et fangeuses (16) et de
serpents sortant des cavernes.

On voit des mouches, des vers, des araignées sur les moissons, ce qui accompagne les pestes de causes terrestres, ou
bien les oiseaux meurent, abandonnent leurs nids et leurs
petits quand la cause est céleste ; enfin, les poissons meurent
si la cause vient de l'eau.

[18]   CHAPITRE V

DE LA PRÉSERVATION DE LA PESTE.

Le médecin peut mieux, plus puissamment et plus sûre-
ment, apporter un adoucissement à la nature humaine en
empêchant des accidents d'arriver qu'en médicamentant
lorsque la maladie a commencé.

Les philosophes sont d'accord que, pour que la santé
soit conservée, il faut maintenir l'air bon en quantité et en
qualité.

Il n'y a que les astrologues et les médecins qui sachent
quel est l'air qui convient à chaque personne selon son tempérament.

On reconnaît l'air pur à ce que l'on peut voir très loin.

[19] Dans les temps d'infection il faut surtout prendre
garde de respirer violemment soit en chantant, en travail-
lant, en courant, en chassant, en vociférant, etc.

Les médecins appelés à soigner des malades doivent éviter

de s'enfermer dans les chambres si elles sont chauffées, parce que cela dilate les pores et facilite la contagion ; ils devront faire ouvrir les fenêtres d'avance.

Dès que vous verrez que l'air est infect et que la mortalité s'élève, le principal et le plus utile remède est la fuite ; mais comme tous ne peuvent s'éloigner, nous devons étudier les moyens de préservation.

[20] Il faut pourvoir au salut de ceux qui restent, d'abord par le nettoyage des maisons, car la putréfaction générale de l'air est aggravée par les putréfactions particulières. Donc, nettoyez les latrines, les cloaques, les canaux des maisons, les vases des cuisines et tous les endroits sordides des demeures, de sorte qu'il ne reste dans aucune maison aucun endroit fétide. Les femmes doivent s'y employer, ainsi qu'à ne pas tolérer la honteuse coutume de laisser leurs enfants faire leurs besoins devant le public.

Quand l'air sera rendu nuageux par des corps ajoutés, que les hommes ne sortent pas de bonne heure et n'ouvrent fenêtres et portes que l'air ne soit clarifié ; qu'ils se munissent de correctifs que nous décrivons plus loin et que personne ne sorte sans avoir pris un déjeuner (17) ou autre remède.

En temps de peste d'origine astrale, il est bon d'habiter des maisons enterrées. On a vu des malfaiteurs dans des cavernes ou des voleurs dans les prisons éviter la contagion parce qu'ils étaient peu atteints par l'air.

En temps de peste d'origine terrestre, il faut habiter des maisons construites sur des hauteurs et se tenir dans les chambres les plus élevées.

Après l'air, ce qui nécessite une grande science pour la conservation de la santé, c'est le choix de l'eau, car l'eau est le principal condiment pour les préparations de nourriture.

[21] L'eau ne nourrit pas puisque c'est un corps simple, mais elle contribue à la nourriture du corps en servant de véhicule aux aliments. Si l'eau est impure, elle est cause d'infections.

Les espèces d'eaux sont en très grand nombre : il y en a de douce qui est bonne et d'amère et salée qui ne vaut rien ; celle qui est légère est bonne, celle qui est lourde et différente est mauvaise ; une eau qui est limpide est excellente et une qui est épaisse est détestable ; celle qui est claire est très bonne, celle qui est épaisse et très trouble est tout à fait mauvaise.

Aussi les médecins royaux de tous les princes et qui sont les régents des grandes familles et gouvernent leur vie doivent-ils travailler sans négligence, soigneusement et profondément au choix des eaux les meilleures et les plus convenables.

Les eaux les meilleures sont celles des fontaines, c'est-à-dire de bonnes et non de mauvaises fontaines, comme [22] celles qui proviennent d'un bon terrain médiocrement élevé et qui sont bien courantes, parce que du fait de leur course elles acquièrent de la qualité et de la noblesse ; celles qui se dirigent du sud au nord ou de l'ouest à l'est ; qui ne reçoivent que des eaux éloignées de leur origine pour avoir le temps de se purifier. Il faut que ces sources soient exposées au soleil et aux vents parce que, de ce contact, elles s'épurent et acquièrent de la noblesse ; qu'elles ne courent pas sur des terrains exclusivement pierreux, mais mélangés de boue et de pierre, mais non boueux et marécageux ; que l'eau ne soit pas immobile dans un endroit fétide, mais qu'elle soit en continuel mouvement.

La bonne eau est facilement chauffable et rapidement refroidissable, ce qui prouve sa légèreté et sa subtilité ; elle doit être subtile, claire, liquide, c'est-à-dire limpide ; elle doit être chaude en hiver et froide en été, n'avoir aucune couleur, saveur ou odeur ; être douce, claire, propre et issue d'un endroit louable ; elle doit être d'une densité (18) très faible.

Il faut que l'eau soit engendrée des plus subtiles et des plus légères vapeurs, spécialement l'eau de pluie qui doit être recueillie pendant qu'elle tombe peu à peu de l'agitation des nuages et de l'impulsion des tonnerres en temps d'été ; une telle eau est très estimée des auteurs, et cependant elle s'altère vite parce qu'elle est plus subtile, plus aérée et plus susceptible ; mais quand on la fait bouillir, sa mauvaise qualité disparaît.

[23] Comme on n'a pas partout de bonne eau courante, il faut en recevoir dans des citernes ; elles sont inférieures aux eaux de source parce qu'elles sont renfermées, qu'elles manquent d'air et de mouvement et qu'elles reçoivent pendant longtemps des détritus terrestres. Aussi faut-il les modifier et les épurer par le génie et l'art.

On peut corriger l'eau en prenant de l'ail après avoir bu, ce qui est très convenable pour les pauvres, l'ail est la thériaque des campagnards.

Les fabricants de bière, de cervoise, les cuisiniers, les boulangers, doivent s'abstenir de l'emploi d'eaux putrides et puantes parce qu'il peut en résulter la mort de beaucoup de personnes ; c'est une pitié de voir que, par l'amour du lucre de quelques particuliers, tout une région est anéantie.

[24] En temps de peste, les gens sages, mariés ou non, font bien de s'abstenir du coït ; il faut l'éviter quand l'estomac est plein, c'est-à-dire quand il n'y a pas quatre ou cinq heures que l'on a mangé ; il faut avant débarrasser l'intestin et vider la vessie.

[25] Cet acte, quand on en use raisonnablement, rend l'homme plus vif, plus léger, plus ingénieux, le fait mieux dormir, le rend moins irascible en même temps que plus audacieux, il excite la chaleur naturelle, il vivifie les sens, chasse la mélancolie, préserve des apostèmes, dissipe les troubles de la vue, les vertiges et les douleurs de tête, éloigne les soucis et supprime les maux des reins.

Mais quand on en use irraisonnablement et sans mesure, il abrège la vie, amène la vieillesse, débilite l'intelligence, tue la chaleur naturelle, diminue d'une façon générale l'intelligence, la vue, l'ouïe et toutes les forces, il cause le tremblement nerveux, la fétidité de la bouche, la débilité des jambes, il fait pâlir, donne la colique, diminue la respiration, provoque des borborygmes (19), affaiblit et relâche les hanches, dessèche le ventre, creuse les yeux, fait évaporer et agite les vapeurs colériques.

[26] En temps de peste il faut s'abstenir d'un exercice immodéré provocant la sueur et l'essoufflement, car dans ces conditions on respire davantage d'air infecté qui va cor-

rompre les humeurs autour du cœur, mais il existe bien des exercices différents, et l'homme sage peut choisir en ayant [27] soin de n'en user que très modérément : courir, faire de l'équitation, pousser des cris, lutter, porter des fardeaux, tirer la carriole (20), jouer, sauter, travailler fortement. La quantité d'exercice est limitée par le moment où l'homme commence à suer, où l'essoufflement se produit et où la chaleur du corps commence à le faire rougir.

Avant de prendre de l'exercice il est bon de débarrasser les viscères de leurs superfluités.

[28] Un repos excessif ne serait pas meilleur, il refroidirait notre corps et n'en chasserait pas les superfluités. Ceux qui sont trop sédentaires prennent l'aspect des hydropiques ou des fistuleux ; leur figure a la pâleur qu'on prend dans les prisons. Aussi, gare aux riches et à ceux qui fréquentent les tavernes, qui chaque jour sans travail et sans exercice mènent une vie de délices, multipliant les mauvaises humeurs dans leur corps et éteignent la chaleur naturelle croyant se fortifier. De même qu'un fort apport de bois éteint un feu débile, un excès de nourriture tue la chaleur naturelle.

Les bains méritent d'être cités, car beaucoup en usent mal à propos. — Ils sont de plusieurs sortes : les bains de feu, comme sont les fourneaux, les fours et les étuves, ils conviennent aux flegmatiques (20) et aux affections froides, mais sous la direction d'un médecin habile ; les bains d'air, comme sont ceux des étuves humides, qui conviennent aux colériques (21) et aux mélancoliques (22), mais non sans le conseil de médecins ; les bains d'eau, qui sont de deux espèces,

[29] ceux d'eau douce simple et ceux d'eau douce additionnée de diverses substances comme sel marin, soufre, alun.

Tous ces bains dilatent les pores et facilitent la pénétration de l'air corrompu ; ils sont donc à condamner en temps de peste. En temps ordinaire, pris dans de bonnes conditions, après avoir vidé les viscères, ils peuvent contribuer à conserver la santé. Mais quand les corps sont remplis de vin et de nourriture, ils sont très nuisibles. Que dirons-nous de ceux qui, de nos jours, se plaisent dans les étuves, gens de toutes conditions et de tous sexes qui se rendent en foule, remplis de vin, à ces lieux infects, non pour y chercher la santé du corps et de l'âme, mais des choses honteuses qui sont je crois odieuses au Tout-Puissant. Dieu sait les accidents honteux que nous avons vu en résulter cette année même, que nous tairons pour l'honneur de l'humanité. Ne vaudrait-il pas mieux brûler ces maisons-là.

[30] Le sommeil ne doit pas être pris en pleine réplétion ni en absolue vacuité de l'estomac, mais seulement quand la nourriture est descendue dans le fond de l'estomac. — Il faut d'abord se coucher sur le côté droit, puis sur le côté gauche, et il ne serait pas mauvais au commencement de se coucher sur le ventre, le décubitus dorsal conduit aux pires maladies. Il ne faut pas dormir pendant le jour, à moins que la nuit précédente n'ait été mauvaise.

Le sommeil humecte, les veilles dessèchent. Le sommeil ressemble fort au repos, les veilles au mouvement. Le sommeil engendre les maladies froides et flegmatiques (21), les veilles font le contraire.

[31] Tous, riches et pauvres, clercs et laïques, hommes et

femmes, doivent se garder de la colère, de la joie, de la tristesse, de la crainte, de l'angoisse, de la timidité, du souci et des fausses imaginations et d'une inquiétude excessive.

[32] ## CHAPITRE VI

DE LA PRÉSERVATION DE LA PESTE PAR LA NOURRITURE

Que le pain soit propre, suffisamment fermenté et cuit depuis un, deux ou trois jours. Le pain chaud est mauvais à cause de son humidité vaporeuse, il nage dans l'estomac; ceux qui en mangent sont de suite rassasiés.

Que l'eau soit bouillie avec une argile convenable, qu'on la laisse déposer avant d'en faire usage, et il n'est pas mauvais d'y mêler un peu de vinaigre. Ne pas boire après un exercice violent ou quand on a chaud.

[33] Dans notre entourage on boit du cidre (23), quoique les docteurs n'en fassent pour ainsi dire aucune mention, nous pouvons dire que c'est une boisson plus salubre que toute autre, principalement celle obtenue de pommes médiocrement acides. Il me semble, sauf meilleur avis, qu'elle transforme l'eau dans un bon sens, car Mesué loue le sirop de pommes acides pour préserver de la peste et celui de pommes douces contre la syncope et la débilité du cœur.

D'autres boivent de la cervoise ou de la bière, et quoique Rasis ne les ait pas mises dans ses recommandations, elles peuvent être d'un bon usage quand elles sont fabriquées de bon et pur orge ou froment, sans quelqu'autre mélange et faites de houblon ; quand elles sont claires et propres et non troubles. Et par expérience nous avons vu des enfants et des hommes s'en alimentant qui étaient forts et puissants et d'autres qui en buvaient avec excès avoir l'apparence florissante comme si leurs visages étaient ornés de saphirs, d'émeraudes et de rubis.

Dans d'autres régions on boit le lait des bêtes et on mange du fromage, alimentation que nous blâmons, et cependant les gens y sont plus alertes, plus forts et plus audacieux que tous autres.

Il en est d'autres qui, depuis leur naissance, n'ont jamais bu que du vin, comme les nobles, les princes et les riches, et cependant Avicenne blâme le vin quand il dit : ni bain, ni vin ; si le médecin voulait leur supprimer le vin, il leur ferait bien du mal. Le vin blanc est préférable, il ne produit pas de maux de tête. Il doit être consommé ni trop jeune, ni trop vieux.

[34] Plusieurs boivent des vins de Mauve, de Bastrarde (24), de Muscatelline (25) ou d'autres vins comme ceux de Grèce ou du pays romain quand leur estomac est à jeun, ce qui n'est pas louable, et pourtant ils s'en trouvent bien.

Il serait absurde de supprimer tout vin à celui qui en est nourri depuis sa jeunesse. Les Arabes n'ont pas de vins ou n'en ont que de très chauds, c'est ce qui explique : ni bains, ni vins ; mais nous qui sommes dans une région assez froide et avons des vins sans excès de chaleur, nous pouvons en faire usage tranquillement. Cependant, ne vous y fiez pas, sinon avec réserve et modération, car celui qui en abuse perd l'honneur, le sens et l'intelligence. Le vin remue les humeurs du corps, en provoque l'ébullition, perd la renommée, détruit la bourse, blesse l'âme, engendre la paralysie,

[35] produit la goutte, augmente les catarrhes, détruit l'appétit, remue les fièvres, échauffe le foie et les reins, rend luxurieux, produit l'infamie et des plus sages fait des sots.

Comme nourriture, les plus recommandables sont les poulets mâles qui commencent à chanter, ils sont supérieurs à tous les autres oiseaux domestiques, et les chapons sont les meilleurs de tous. On peut user de perdrix, de faisans et d'étourneaux. Les jeunes chèvres et chevreaux, les poules, le pigeon sauvage, les merles, les jeunes lièvres, les jeunes paons, la chair de mouton conviennent avec du vinaigre, de l'oseille, du verjus ou du safran, la cannelle aussi est un préservatif de la peste, ainsi qu'une petite quantité de girofle. Il est bon de joindre aux mets du jus de citron, de grenades sûres ou d'oranges sauvages, ainsi que le suc de ribès (26) ou de berberis (27).

[36] Toute chair mâle est meilleure et plus digestible, sauf celle de la chèvre qui est préférable au chevreau, lequel cependant est bon tant qu'il tette.

La chair de vache est blâmée et surtout rôtie ; elle engendre un sang épais, trouble et mélancolique ; elle cause la lèpre, la gale, la boulimie (28), les quartes, l'impétigo et la mélancolie. Les viandes de cerf, de lièvre, de canard, de porc et de tous gros animaux doivent être évitées. Les viandes de chèvre, de bœuf, de lièvre, de cerf, même dégraissées, sont dures et de froide complexion. Bouillies, elles s'amendent parce que leur sécheresse est tempérée par l'eau. Les viandes de porc, de cochon de lait et d'agneau sont plus recommandables. Toutes viandes d'animaux jeunes ou adolescents sont préférables à celles des vieilles bêtes parce que chez celles-ci la chaleur naturelle fait défaut.

. Les boucs se mangent à la mamelle, mais vieux ils sont déconseillés à cause de leur complexion sèche et mélancolique. D'une façon générale, les animaux élevés et nourris dans un endroit bas, humide et rhumatismal ont une plus [37] grande quantité d'humeurs que ceux des endroits élevés. Les tourterelles, pourvu qu'elles soient jeunes et grasses, conviennent assez bien, un jour après avoir été tuées. Les paons de grand âge, les grues et les cigognes, les hérons, les oies femelles, les colombes et les passereaux ne sont pas recommandables. Les colombes qui commencent à voler sont d'une certaine valeur.

Les viandes de porc sauvage sont plus agréables, aussi les nobles les aiment-ils beaucoup.

Toutes les viandes ci-devant décrites sont à rejeter en temps de peste.

Je sais qu'il y a peu de gens qui veuillent mettre un frein à leur bouche.

Les poissons ne conviennent pas en temps de peste, ils ne sont pas en général recommandables ; frais, ils engendrent un flegme aqueux et amollissent les nerfs. Mais comme nous ne pouvons pas vivre en respect complet de la loi, il nous est nécessaire de choisir les meilleurs et les plus convenables.

Dans nombre de pays nous avons vu des poissons dont il serait difficile de donner les propriétés et les noms.

Les meilleurs sont les moyens, ni les grands ni les petits, ni vieux ni trop jeunes, ceux dont la chair n'est ni dure ni molle, qui ne sont ni maigres ni gras. Ce ne sont pas ceux qui vivent auprès des fortifications ou des villes où l'on pêche [38] dans l'eau des immondices et des déchets, car ils en prennent une mauvaise nature, ni dans les eaux où il pousse des herbes vénéneuses, ni dans les étangs et les lacs où il y a des eaux stagnantes ; il faut les choisir dans des eaux claires et courantes ; que leur chair soit friable et non visqueuse, blanche et non noire ou aucunement colorée. Il faut les faire bouillir dans de l'eau de source courante avec du romarin, de la sauge et du persil ; on y ajoute du vinaigre, du verjus, du vin et un peu de cannelle, ou avec une cameline (29) faite de pain rôti, de vinaigre et d'un peu de cannelle.

Les meilleurs poissons sont les *guidones* (30), les roches (31), les perches, les rougets, le brochet, la vaudoise (32), le *lopia* (33) *saxualis* (34) et *gormus* (35).

Les poissons fraîchement salés sont meilleurs parce que le sel retire leur humidité, mais salés depuis longtemps ils sont mauvais. Les Anglais en mangent beaucoup, mais ils y sont accoutumés.

Les poissons à éviter sont : la tanche, l'anguille, la sèche, la lamproie, le maquereau, le congre, le saumon, le turbot, les huîtres (36).

[39] Il ne faut pas manger du poisson et de la viande au même repas, il ne faut pas mettre au même repas des poissons et des laitages. Il y a à cela des raisons scientifiques.

Les épices en temps de peste ne conviennent que médiocrement, mais en temps chaud elles sont recommandables, particulièrement les santals rouges, citrins et blancs, la coriandre, le safran, la cannelle. En temps froid, les espèces suivantes seront assez convenables : galanga (37), girofle macis (38), noix muscade, calamus aromaticus, safran, zedoaire (39), cannelle.

Les fruits en temps de peste sont à condamner, tels que les [40] raisins, les pommes, les poires, cerises, pêches, prunes, les coings.

On objectera que le monarque des médecins loue et approuve beaucoup de fruits, les grenades (40) *maciàna* (41), les groseilles, les berberis (27), les limous (42) et les citrons et citrangules (43). Je veux bien quand ils sont poussés dans un air pur, mais ceux qui poussent dans un air corrompu en emportent la corruption.

[41] En cas de nécessité d'en faire usage il faut les faire cuire parce que le feu les purifie.

Les champignons sont à éviter en temps de peste, d'autant qu'ils doivent en tout temps être considérés comme vénéneux. Les Gênois, les Vénitiens, les Italiens s'en délectent, comme je l'ai vu par expérience, et pour une bouchée ils exposent leur vie. Prenez tous garde, car ils causent la mort subite et des maux nombreux même quand ils sont bien choisis.

Les uns les louent, les autres les blâment, certains distinguent ; mais s'il est vrai que les Lombards en usent beaucoup à leurs risques et périls, il n'en est pas moins vrai que les champignons ne conviennent pas à notre race gauloise et que nous devons nous en abstenir.

Les câpres avec du vinaigre conviennent très bien en temps de peste.

Les olives nouvelles et peu mûres sont très bonnes.

Les noix communes et les avelines peuvent quelquefois convenir.

[42] Les noix et les avelines avec des figues et de la rue (44) sont bonnes contre le poison et l'air infecté.

Le fromage en grande quantité n'est pas bon, quoique beaucoup s'en délectent; il faut se garder du fromage vieux, il n'est pas bon pour nourrir et engendrer du bon sang. Il produit la pierre dans le rein et dans la vessie. Ceux qui en veulent user n'en doivent prendre que le poids d'un denier.

Le lait non plus ne convient pas en temps de peste, car il se corrompt vite, bien qu'il puisse être ordonné médicalement. Il faut que ceux qui en consomment restent ensuite trois heures sans rien prendre. Mais que dire du commun peuple qui en vit par nécessité? Il faut que la théorie s'incline devant l'habitude, l'usage et l'expérience. Les Wallons vivent continuellement de lait et de fromage, ce sont des hommes beaux, forts et audacieux, et ils n'ont presque jamais la peste, ce qui prouve qu'il faut tenir grand compte des usages des peuples.

Les herbes utiles et convenables sont la chicorée, l'oseille, le pourpier, la laitue, le fumeterre, la bourrache, l'endive, la [43] scariole, la surelle, la sauge, le romarin, le persil, la marjolaine, l'estragon, le chardon bénit, la scabieuse, l'aunée, la tormentille.

Se défier des autres herbes comme les oignons, les poireaux, l'ail, les radis, la bruyère, la graine de paradis, le poivre ; ces espèces échauffent le corps et brûlent le sang ; elles peuvent produire des charbons, des anthrax et des apostèmes.

Il faut éviter la replétion complète et se lever de table ayant
encore un peu faim; contentez-vous de peu de mets à votre
repas et évitez de dormir après manger.

Il faut se défier des confitures de sucre et de miel autrement que comme médicaments, elles causent des obstructions
qui amènent l'ictère, les fièvres et l'hydropisie. Ne soyez pas
de ceux qui aiment la vacuité de l'estomac et le jeûne. Soyez
modéré en tout, sobre et tempéré, et par-dessus tout mettez-
vous dans l'esprit de prendre avis de médecins experts et
doctes.

[44] CHAPITRE VII

REMÈDES CONTRE LA PESTE

Dès que les signes célestes de la peste sont remarqués, il
faut de suite purger et saigner, surtout ceux qui sont
rouges, sanguins et jeunes, et ceux qui vivent religieuse-
ment et chastes, ceux qui mangent beaucoup et usent de
vins généreux. Quant aux conditions, à la quantité, cela doit
être confié au médecin, car il peut observer bien des choses.
Les clients ont intérêt à prendre l'avis d'un médecin habile,
[45] car si le sang est peu abondant et les humeurs mauvaises en grande quantité, la saignée prend le bon et laisse
le mauvais, et la ville est prise par l'ennemi.

Pour purifier l'air en temps froid, respirer du musc, et en
temps chaud des substances aromatiques froides, telles que
santal, roses rouges, feuilles de saule, nénuphar, camphre,
écorce de citron, feuilles de myrte, épine vinette, dont on
fait un sachet. Quoique ces produits ne soient pas d'un grand

prix, tous ne peuvent pas se les procurer ; les pauvres peuvent prendre du genièvre, des feuilles ou baies de laurier, du romarin, de la marjolaine, du basilic, de la sauge, du thym, de la filaire (45), du souci ou du cyprès, qu'ils en fassent des fumigations dans leurs maisons le matin. Dans [46] les temps chauds, au contraire, qu'ils prennent du saule, des feuilles de vigne, du santal, des branches de chêne, du tamarin, qu'ils en brûlent dans leurs demeures ou qu'ils en tapissent les murailles. Ils peuvent arroser leurs maisons avec de l'eau vinaigrée ; chez les rois et les princes, les médecins font faire cet arrosage à l'eau de roses et avec de l'eau de muscus (46), du vin de mauves et du vinaigre en temps froid.

Ne pas oublier les pilules d'aloès, de myrrhe et de safran dont les médecins anciens ont fait un éloge auquel on ne saurait rien ajouter. Et ce que les docteurs n'ont pas dit, c'est dans quoi il faut incorporer la masse pilulaire. J'ai l'habitude de le faire, en temps chaud, dans deux parties de sirop d'acide citrique (47) et une partie de sirop d'oseille, ou à défaut avec du sirop de limon ou du sirop de berberis (épine vinette), et, en temps froid, avec deux parties de sirop d'écorces de citron et une troisième de vraie buglosse, ou à défaut avec du sirop de scabieuse ou de fumeterre.

Les pommes d'Ambre sont très avantageuses à respirer, [47] elles corrigent la corruption de l'air. En voici la formule : gummi (48), ben (49), storacis cala (50), ana (51), drachmes IIII ; écorce de citron, bois d'aloès, gallæ muscatæ (52), de chaque drachme I ; sansucus (53), camphre, santal, des deux espèces de chaque drachme, demie ; cc-

Après beaucoup d'efforts, les malades rendent des matières couleur de safran, vertes ou noires, d'autres sont composées de flegme (21) avec du sang, ou de sang avec de la râclure d'intestins.

[51] La nature, pour se débarrasser de ces poisons qui corrompent nos humeurs, emploie toutes ses forces à les expulser, et la maladie peut dégénérer en un flux de ventre mortel, surtout en temps de peste.

Le ténesme est de diverses natures. Seul, celui qui est dû à la peste nous occupera. Il apparaît comme une épidémie, atteint une multitude d'hommes en un même moment et en une même région ; il est contagieux.

Les causes sont multiples, elles sont primitives, antécédentes ou conjointes.

Les causes primitives peuvent être un refroidissement autour des parties postérieures et de l'anus, comme il arrive à ceux qui s'asseoient sur la terre, sur une pierre et qui vont à des latrines non fermées sur des rivières, ce qui est dangereux.

[52] Les causes antécédentes peuvent être beaucoup d'humeurs infectes arrêtées dans l'intestin, humeurs produites par l'estomac, les veines et le foie. Une autre cause fréquente provient de l'abondance de fruits, cerises, poires, pommes, raisins verts, vins nouveaux non dépouillés. Ce sont encore les ulcères et les vers intestinaux.

Les causes jointes sont multiples, ce sont les apostèmes de l'intestin, les fistules, les hémorrhoïdes ou les rhagades. Ce peut encore être l'usage de purgatifs violents comme la scammonée, ainsi que nous avons vu arriver cette année à un chapelain de l'église métropolitaine qui, de son propre mouvement, avait pris d'un apothicaire trois pilules et qui est allé un nombre incalculable (62) de fois à la selle, mais qui, par la grâce de Dieu et l'aide de quelques personnes, a guéri.

[53] Une autre cause du ténesme peut être la pierre dans l'intestin.

[54] Le traitement de cette maladie ne sera qu'esquissé, car il n'est pas à la portée des pauvres ; il ne sera indiqué que quelques remèdes simples avec lesquels beaucoup pourront se soulager en l'absence ou à défaut de médecin et d'argent.

Lorsque le patient éprouvera plutôt du froid, décoction pour lavements composée entre autres de graine de lin *fenù-gene* (63), de melilot, d'anet (64), de fenouil, d'anis, d'origan, de calamenthe (65), de son maigre (66), de guimauve, de figues. On en fait une décoction et on ajoute de l'huile d'anet, de camomille ou de lys. On en fait un énéma ou clystère. On en peut employer un ou deux chaque jour pendant trois jours, mais pas davantage.

On peut faire des fumigations sous le fondement avec du soufre, on peut prendre du *thapsus* barbu, en français molène, macéré dans du vin rouge, pour faire des fomentations aux parties inférieures du périnée (67) ou avec quelques-unes de ces plantes macérées dans du vin on fait des fomentations (68), des applications de sachets (69), ou des évaporations autour des parties secrètes sans discontinuer, jour et nuit.

[55] Quand le ténesme est dû à de mauvaises humeurs

Après beaucoup d'efforts, les malades rendent des matières couleur de safran, vertes ou noires, d'autres sont composées de flegme (21) avec du sang, ou de sang avec de la râclure d'intestins.

[51] La nature, pour se débarrasser de ces poisons qui corrompent nos humeurs, emploie toutes ses forces à les expulser, et la maladie peut dégénérer en un flux de ventre mortel, surtout en temps de peste.

Le ténesme est de diverses natures. Seul, celui qui est dû à la peste nous occupera. Il apparaît comme une épidémie, atteint une multitude d'hommes en un même moment et en une même région ; il est contagieux.

Les causes sont multiples, elles sont primitives, antécédentes ou conjointes.

Les causes primitives peuvent être un refroidissement autour des parties postérieures et de l'anus, comme il arrive à ceux qui s'asseoient sur la terre, sur une pierre et qui vont à des latrines non fermées sur des rivières, ce qui est dangereux.

[52] Les causes antécédentes peuvent être beaucoup d'humeurs infectes arrêtées dans l'intestin, humeurs produites par l'estomac, les veines et le foie. Une autre cause fréquente provient de l'abondance de fruits, cerises, poires, pommes, raisins verts, vins nouveaux non dépouillés. Ce sont encore les ulcères et les vers intestinaux.

Les causes jointes sont multiples, ce sont les apostèmes de l'intestin, les fistules, les hémorrhoïdes ou les rhagades. Ce peut encore être l'usage de purgatifs violents comme la scammonée, ainsi que nous avons vu arriver cette année à un chapelain de l'église métropolitaine qui, de son propre mouvement, avait pris d'un apothicaire trois pilules et qui est allé un nombre incalculable (62) de fois à la selle, mais qui, par la grâce de Dieu et l'aide de quelques personnes, a guéri.

[53] Une autre cause du ténesme peut être la pierre dans l'intestin.

[54] Le traitement de cette maladie ne sera qu'esquissé, car il n'est pas à la portée des pauvres ; il ne sera indiqué que quelques remèdes simples avec lesquels beaucoup pourront se soulager en l'absence ou à défaut de médecin et d'argent.

Lorsque le patient éprouvera plutôt du froid, décoction pour lavements composée entre autres de graine de lin *fenugene* (63), de melilot, d'anet (64), de fenouil, d'anis, d'origan, de calamenthe (65), de son maigre (66), de guimauve, de figues. On en fait une décoction et on ajoute de l'huile d'anet, de camomille ou de lys. On en fait un énéma ou clystère. On en peut employer un ou deux chaque jour pendant trois jours, mais pas davantage.

On peut faire des fumigations sous le fondement avec du soufre, on peut prendre du *thapsus* barbu, en français molène, macéré dans du vin rouge, pour faire des fomentations aux parties inférieures du périnée (67) ou avec quelques-unes de ces plantes macérées dans du vin on fait des fomentations (68), des applications de sachets (69), ou des évaporations autour des parties secrètes sans discontinuer, jour et nuit.

[55] Quand le ténesme est dû à de mauvaises humeurs

liv

retenues dans le rectum, on emploie un lavement d'huilo
d'olives salées pour les évacuer.

Dans le régime du ténesme, il faut éviter tous acides et
amers, et par là il faut entendre le citron, les épices chaudes,
l'ail, la moutarde, l'oignon, les viandes de vache, les viandes
noires et de porc, les vins très chauds, les mets poivrés ou
salés, les poissons visqueux, l'eau et les fruits qui engendrent
un sang aqueux prédisposé à se putréfier.

Les meilleures viandes sont les perdrix, les faisans, les
chapons, les poules; les brouets et les viandes, soit les mé-
langes, sont recommandés : le lait d'amandes dans l'eau
d'orge et les bonnes nourritures usuelles comme le riz, le
gruau, l'avoine, les bouillies d'amidon et de farine de riz et
de pain non récemment cuit.

[56] CHAPITRE IX

DE LA DYSENTERIE INTESTINALE

La dysenterie est un flux de ventre avec sang et une excoriation d'un ou de plusieurs intestins, aussi c'est à tort
que l'on désigne de ce nom un flux hépatique ou hémor-
rhoïdal ou mésaraïque (71) dans lesquels se produit un écou-
lement de sang, mais dans lesquels il n'y a ni ulcération ni
excoriation. Les intestins sont au nombre de six, dont trois
supérieurs et trois inférieurs.

Le ténesme est une affection du rectum, sixième intestin.

Les trois supérieurs sont d'une substance délicate et très
sujets aux maladies; ils ne sont pas recouverts de graisse,
aussi faut-il craindre beaucoup lorsque la dysenterie provient

de ces intestins. Les trois intestins inférieurs commencent au monocle (72); ils sont grossiers, épais et gros.

Les causes de la dysenterie sont externes ou internes. Les causes externes sont une nourriture relevée, salée ou irritante, comme sont les poireaux, l'ail, la moutarde, les médecines très chaudes et le vinaigre ou les médecines à base d'aloès, de scammonée, de coloquinte ou d'ellébore, ou les [57] fruits corrompus; si une maladie requiert des fruits, comme par exemple la fièvre demande des grenades, la dysenterie les coings, les sorbes (73), la peste les citrons et les groseilles, il faut les prendre en des pays sains et exempts de peste.

Il y a encore des causes extérieures dues aux conjonctions d'astres que les astrologues peuvent prédire longtemps d'avance. En l'année 1484, le 25 novembre, il y a eu une mauvaise conjonction de Saturne et de Jupiter dans le Scorpion, signe froid et humide, très vénéneux dans la maison de Mars (74) et, l'année suivante, il y a eu une grande éclipse de soleil, le 16 mars, dans le Bélier, sous le domaine de Mars, il y a eu encore, l'année dernière, le 23 décembre, une con[58] jonction de Saturne et de Mars dans le Capricorne, et cette année, le 1er septembre, une opposition de ces astres. Mars est naturellement brûlant, surtout quand il est dans le Capricorne, et les maladies qui en proviennent sont chaudes; celles qui viennent de Saturne sont longues et durables, et le Capricorne, d'une façon générale, engendre des affections humides. D'ailleurs, tous les signes dont les figures sont celles d'animaux agrestes ou de poissons produisent des maladies ulcérantes.

Quand après un hiver chaud survient un printemps froid,
[**59**] il y aura beaucoup de mortalité infantile en automne.
Quand le printemps est pluvieux et chaud, il survient en été
beaucoup de fièvres *optolonna* (75) et un relâchement des parties naturelles et des pertes de sang.

Les causes intérieures sont immédiates ou éloignées. Les
immédiates sont la matière bilieuse qui brûle et ulcère l'intestin par sa nature chaude et vénéneuse, bien que tous ne
soient pas d'accord pour admettre qu'une bile couleur de poi-
reau ou couleur de rouille cause la dysenterie ulcéreuse. Les
causes éloignées viennent des autres organes, mais on doit
réserver le terme de dysenterie à la maladie des intestins
avec râclures et pertes de sang.

[**60**] Le flux dysentérique peut venir de la tête par voie de
rhumatisme tombant à l'estomac ou à l'intestin, du foie ou
de la rate, ou être causé par des obstructions ou des liqué-
factions comme dans la phtisie, ou à cause d'une crise, ou
pour quelque rétention d'une évacuation habituelle.

On divise les flux dysentériques en trois : 1° quand il sort
des graisses, des mucosités, alors ils sont dits muqueux et
sont de traitement facile ; 2° quand il sort des écorces petites
et minces, et ils sont dits *corachta* (76), le traitement est de
difficulté moyenne et il faut se hâter de l'entreprendre ;
3° quand la plus grande partie de l'intestin est rendue, et
alors ils sont considérés comme mortels par les médecins et
nommés dysenterie corticale, cependant ils peuvent guérir
par un traitement attentif.

Les symptômes de la dysenterie confirmée sont la douleur
entre l'estomac et l'ombilic, des selles bilieuses, teintées et

piquantes, puis l'ulcération, les râclures d'intestin et le sang.

La dysenterie a quatre périodes que les médecins distinguent à la nature des évacuations. Dans la première appa- [61] raissent des mucosités teintées de sang comme de la lavure de chair ; dans la seconde apparaissent des écorces délicates comme de la râclure de parchemin ; ce sont des débris du revêtement de l'intestin ; dans la troisième ce sont de vrais morceaux de chair.

Les malades meurent peu à peu avec un pouls vermiculaire, formicant, avec râles et refroidissement des extrémités ; la face est ridée et altérée.

Si la dysenterie provient de l'intestin inférieur, et que celui-ci soit ulcéré, la douleur siège au-dessous de l'ombilic, et les évacuations sont moins sanglantes et plus graves.

Si la dysenterie vient des intestins moyens, les signes sont intermédiaires.

Les fausses dysenteries se reconnaissent : celles qui viennent du foie à ce que les selles sont surtout nocturnes, tandis que les selles diurnes sont dues aux maladies de l'estomac ; les flux d'origine cérébrale se produisent au réveil.

[62] Si quelqu'un depuis longtemps n'a eu ni diarrhée ni vomissement, il ne faut pas avec empressement et tout à coup lui donner des astringents. L'homme sain qui n'a pas beaucoup d'exercice se trouve bien d'une purgation. S'il est vrai que les mauvaises humeurs sont digérées par le foie, il ne s'ensuit pas que cette digestion sépare les mauvaises des bonnes ; l'avantage consiste à évacuer les mauvaises et à conserver les bonnes, il faut donc se garder des astringents.

Beaucoup d'ignorants commencent par administrer des anti-
dotes d'opium, de jusquiame ou de mandragore (77) qui re-
tiennent momentanément le flux, lequel n'en devient ensuite
que plus fort. Il vaut mieux faire un dérivatif prudent par la
voie des urines en donnant des diurétiques froids, et cela
[63] serait encore plus sûr par un vomitif, les frictions, les
sueurs et les raréfications (2).

Il faut veiller à provoquer le sommeil qui est des plus sa-
lutaires; n'administrez aucun aliment ou potion qui ne soient
astringents comme les gâteaux de riz et les purées (78)
d'orge.

Si le flux de ventre est avec chaleur, administrez des astringents froids, comme sont : fleurs de roses, plantain,
fleurs de grenadier sauvage, coriandre et bol (59). Si le flux
de ventre est avec froid, on administrera des astringents
chauds : le succin, la noix de cyprès, le mastic (57) et l'oliban (79).

Si la diarrhée vient de l'intestin supérieur, on doit agir
par la voie stomacale; si elle vient de l'intestin inférieur,
par la voie rectale.

[64] Il faut veiller à ce que le malade ne se lève pas pour
aller à la selle, ce qui remuerait ses humeurs et provoquerait
le vomissement, comme il arrive sur mer du fait des se-
cousses. Le patient doit éviter toute émotion.

Le diagnostic différentiel est assez délicat et peut faire
hésiter les bons médecins. Beaucoup se confient à des femmes,
à des fous, à des idiots, qui n'hésitent pas, mais administrent
le contraire de ce qui convient.

[65] En règle générale, l'indication est le purgatif et,

non l'astringent, car il faut soigner la cause et non le symptôme.

[66] Le traitement de la dysenterie n'est pas aussi simple que le croit le peuple, et les pauvres auxquels ce livre est destiné ne sont pas aptes à connaître les causes, les modes et les variations des différents flux de ventre. Le plus sûr pour eux est d'avoir recours dans la mesure de leurs moyens à des médecins doctes et experts, car un mois ne suffirait pas à decrire les diverses espèces de dysenterie.

[67] Tout flux de ventre peut être ramené à deux causes, chaude ou froide. Il faut d'abord s'attacher au siège de la douleur. Est-il au-dessus ou au-dessous de l'ombilic ou est-il médian ? Si vous trouvez une douleur supérieure entre l'estomac et l'ombilic sous forme de piqûre ou de torsion, une heure ou une demi-heure avant les selles, avec des raclures dans les excréments, vous pourrez affirmer que la maladie est dans l'intestin supérieur grêle, et comme la matière y séjourne, ayez bien soin de ne pas employer d'astringents ; évacuez autant que possible la matière ; faites-le avec des mirobolans citrins (80) rakedsceni (81) et des trochisques (82) d'agaric, et ce, en vue de la matière putride, dissous dans de l'eau de bourse à pasteur et de verge à pasteur (83) édulcorée de sirop rosat. On en use le matin et, comme d'usage, on reste ensuite quatre heures sans nourriture ; et, pour laver, on prend de l'orge mondé et, pendant un ou [68] deux jours, on ne se nourrit que de décoction d'orge.

Dans la dysenterie venant du foie, il faut s'adresser à un bon médecin et recourir à la saignée avec réserve. Le sang est en effet le modérateur de la bile et beaucoup sont victimes d'inflammations après sa diminution. La saignée n'est pas exempte de dangers et beaucoup de gens, à cause d'elle, ne foulent plus la terre.

[69] Parmi les laxatifs on peut encore employer le polypode et les raisins secs.

[70] Quand on aura fait tout cela et que l'on reconnaîtra que les matières peccantes sont évacuées et que la plaie est suffisamment nettoyée, on s'adressera aux agglutinants, aux astringents et aux consolidants. En premier lieu, nous plaçons le remède de Gordonius, qui convient à tous les flux de ventre, pourvu que le corps ait été bien nettoyé et que le régime soit convenable. Il existe aussi une poudre du même, bonne aussi pour tous les flux de ventre (84).

[71] Formule d'un emplâtre pour mettre sur l'endroit douloureux,..... *anudi* (85)...... hypociste (86).....

Quand les douleurs sont au-dessous de l'ombilic, il sera manifeste que les intestins inférieurs et gros sont lésés, alors les selles se produisent aussitôt après les douleurs et le sang et les raclures ne sont pas mêlés avec les excréments. Il faut laver l'intestin avec de l'eau de miel et ne pas tarder, car, au début, les signes ne sont pas manifestes et les malades ne se plaignent guère et mangènt assez bien, et pendant cela, les liquides intestinaux brûlent et corrodent l'intestin.

Quand les médecins veulent intervenir, ils ne le peuvent plus à cause de la faiblesse de la nature, de la force de la douleur et de la perte de l'appétit. Les accidents s'aggravent par la désobéissance, la sottise et l'avarice des malades, et [72] par la déplorable habitude des femmes qui portent les urines à examiner de porte en porte chez des médecins (87). Et on court à des demoiselles médecins, je ne veux pas dire sorcières, et même à des découpeurs obscurs et malhabiles, ou à des meuniers (88), non pas dans cette ville, mais dans toutes les régions où nous avons passé une partie de notre vie.

Dans des lavements, en outre, de substances déjà citées, on peut employer les lentilles, l'huile de violette, les jaunes d'œuf, l'eau de poissons salés. En en faisant emploi, il ne faut pas s'arrêter avant que l'intestin soit entièrement nettoyé et que l'eau revienne propre. Dans les formules de lavements astringents on introduit la farine de glands, le lait de [73] chèvre, la graisse de rein de chèvre, le bol cicotrigonizat (89), l'arnaglosse (90) et la graisse de paon, la momie (91).

Les lavements gras calment les douleurs de ceux qui ont des ulcérations dans l'intestin, mais ne les guérissent pas. Avec les différentes huiles on emploie les conserves de cornouiller et les châtaignes.

En temps de peste, le mieux pour éviter la dysenterie est encore l'usage matinal de la thériaque ou du mithridate frais et bien préparés.

Comme il faut que le médecin fasse beaucoup de choses pour l'honneur de son art et le profit du malade, on peut faire des lotions sur les extrémités avec une infusion de diverses plantes, parmi lesquelles l'écorce d'épine noire, le *calcapetra* (92) et la noix de galle, auxquelles on ajoute de l'alun. On peut aussi user des bains pour lesquels on emploie de nombreuses plantes parmi lesquelles le tapsus barbu et le *psidia* (93) ; on les fait bouillir dans du vin rouge pour les personnes puissantes et dans de l'eau de pluie pour les pauvres.

[**74**] Dans la diététique de la dysenterie, le vieux fromage dessalé, la terre sigillée et l'ivoire brûlé sont très recommandés.

L'emplacement de l'habitation doit être suffisamment lumineux, dans un air serein plutôt tendant à la sécheresse. Que les malades s'appliquent à bien dormir. Le jeûne est recommandable. La joie et le plaisir sont très favorables et il est bon d'entendre des chansons, de la musique instrumentale. [**75**] Entre toutes choses, la mélancolie, la colère, la tristesse, la honte, l'inquiétude, la fureur, sont très nuisibles.

Comme nourriture, s'en référer à ce qui a été dit à propos du ténesme.

Dans le flux de flegme, il faut proscrire de l'alimentation les pieds d'animaux, bien que des médecins en ordonnent. Le vin est interdit, excepté pour ceux qui manquent de chaleur, et, dans ce cas, c'est le vieux vin rouge qui convient. Comme désaltérant, le lait d'amandes avec de l'eau ferrugineuse ; le lait cuit avec du fer ou des pierres de feu est convenable ; il en est de même du *candarusum* (94) cuit dans du lait d'amandes ou de l'eau de pluie ferrée.

Ce qui est contraire à la dysenterie dans le lait, c'est le [**76**] beurre ; le beurre retiré, cet aliment est bon.

Les fruits, en général, sont mauvais ; on peut excepter les citrons, les nèfles, les cormes et les châtaignes. Les myrtilles avec leurs arilles (95) conviennent bien à la dysenterie vraie, mais non à celle venant du foie. Les poissons d'eau douce sont préférables aux poissons d'eau de mer. Les meilleurs sont les truites, *petroli*, *temasi* (97), la vaudoise et les perçhes.

[77] Que les viandes soient celles d'oiseaux comme les étourneaux qui vivent de myrtilles, tourterelles, perdreaux, faisans, petits oiseaux, poules et chapons ; ou de quelques quadrupèdes comme le lapin, les chèvres, les jeunes moutons châtrés, le veau de lait, que ces viandes soient rôties ou bouillies dans l'eau chalibdée (97).

Au début, la diète, puis une nourriture très peu généreuse, les œufs suppés, le jus de viande, les rognons de coqs, les foies de volailles, des compotes de chapons, perdrix ou faisans, et des gelées.

Il n'est pas mauvais de donner au patient des morceaux de pain dans du vin rouge astringent. Ne rien boire de chaud, mais tout presque froid. On peut donner aux malades pauvres un peu de bière.

[78] ## CHAPITRE X

INSTRUISANT LES PAUVRES A QUELS MÉDECINS ILS DOIVENT S'ADRESSER

[79] Mieux vaut un seul médecin de valeur que beaucoup de médecins se contredisant. Quand les médecins sont instruits, expérimentés, attentifs et soigneux, ils peuvent faire grand bien au genre humain. Il faut réprouver les fous, les idiots, les déséquilibrés, dont la tête est enfumée de vapeurs de vin. Mais, pour un indigne, l'art entier ne doit pas être condamné, de même qu'il ne faut pas repousser la religion pour un mauvais religieux. Ils déclarent que l'ivresse con-

serve mieux que tout autre médicament, et il arrive que
quelques buveurs et gourmands doués d'une forte constitu-
[80] tion, malgré leurs habitudes, vivent longtemps. Il en est
qui se vantent de leur gloutonnerie et orgies tant qu'ils
pissent de l'eau claire sur les murailles, et qui ne voient pas
que c'est par indigestion et faiblesse de nature, et ils meurent
subitement et les livres saints les condamnent.

Les médecins intempérants sont peu nombreux, car on ne
peut vivre comme des ivrognes dans une telle profession ; et
même les études et le labeur expliquent que beaucoup de
médecins ne parviennent pas à un âge avancé. Le médecin
doit être studieux, car une existence est courte pour assi-
[81] miler les matières de l'art et de la pratique, et on ne le
peut sans beaucoup de travail. La vie est courte et l'art est
long. Le médecin doit toujours s'appliquer à guérir en ne
cherchant que l'intérêt des malades et non sa renommée.
C'est chose honteuse pour le médecin d'être orgueilleux ou
de blasphémer contre son frère un autre médecin par lucre,
jalousie ou orgueil. Il y a des médecins de mœurs perverses
toujours en chicane les uns avec les autres. Si un médecin
vient en une Université pour s'y perfectionner, tous se lèvent
contre lui et ne le laissent pratiquer qu'il ne soit docteur de
cette Faculté, ce qui est une honte. Et cependant, s'ils s'agis-
sait de bon vin, ils le boiraient sans s'inquiéter de la vigne
ou du terroir.

[82] Le public doit choisir les médecins instruits, lettrés,
bons, fidèles, studieux, soigneux, amis et non exploiteurs
des pauvres et connaissant bien l'astrologie. Il importe que
le médecin connaisse bien le moment du début de la maladie

pour apprécier ensuite les jours critiques ; l'astrologie l'aide à cette fin.

Les médecins doivent étudier les révolutions des années du monde pour savoir la nature des planètes et des signes [83] qui conviennent ; la lune et les astres sont à considérer [84] pour l'emploi de la purgation comme de la saignée. Si l'on prend purgation, la lune se trouvant avec Jupiter, son action se trouve abrégée et son effet moindre. Si l'on touche avec le fer un membre quand la lune est dans le signe de ce membre, tout est à craindre. La science des astres est la [85] base de la science et de la médecine.

Les médecins doivent être doctes, bienveillants, sagaces, non emportés, visiteurs des pauvres en l'honneur du Très-Haut, leur procurant diligemment la santé de leurs malades, investigateurs des causes des maladies par l'astrologie ; ils ne doivent pas blasphémer ni médire au sujet des ordonnances des médecins précédents lorsqu'elles ont été faites et établies avec science et art après examens des urines, des selles, des complexions, du pouls, de l'expectoration, après avoir considéré la cause et les accidents, et non pas seulement d'après l'examen des urines, car beaucoup de maladies ne se peuvent connaître d'après les urines.

[86]   CHAPITRE XI

DES EMPIRIQUES, IGNORANTS, BONNES FEMMES, TRUFFEURS (93), IDIOTS ET TROMPEURS, QUI DISENT CONNAITRE DES CHOSES ADMIRABLES EN MÉDECINE POUR EXPLOITER LES PAUVRES ET LES TROMPER PAR DE SUBTILES RUSES.

Toutes les régions, universités et villes en sont infectées. Avicenne les nomme engourdis, surnommés médecins par le

vulgaire ; ignares, ignorants, empiriques, hiboux, sots, meuniers, laveurs de vaisselle, hacheurs, gens brumeux et même
femmes, vieilles et demoiselles. Que de mal ils font au peuple
[**87**] et aux pauvres ! Dieu sait quelle quantité et quelle qualité
de femmes avortent par leurs médicaments, car, par igno-
rance, ils administrent des médicaments ayant cette propriété. Quand il en faut de froids, ils en donnent de chauds,
et ils agissent avec l'aide de certains pharmaciens qui par-
tagent avec eux. Le populaire leur porte avec confiance ses
urines, comme s'ils pouvaient y voir quelque chose, eux qui
ne savent rien au monde que tromper. Ils disent des choses
admirables comme s'ils étaient des prophètes, disant celui-ci
est intoxiqué, celui-là a une, deux ou trois aposthèmes au
poumon, cet autre a le foie corrompu, putréfié ; un autre a
des vésicules sur ces organes ou au cœur, d'autres ont de
grandes quantités de vers dans le ventre, d'autres dans le
cerveau. Le plus souvent ils sont ensorcelés par de *vieilles
sorcières*, comme dit maître Jean Gerson. — Et si ce sont des
femmes, ils disent des choses étonnantes qu'il n'est pas con-
[**88**] venable de répéter. La plupart du temps toutes seront
enceintes ou, si elles ne le sont point, comme elles auront
apporté ou versé de l'argent à ces fripons, elles concevront
immédiatement (99), et ainsi les pauvres auront toujours des
femmes enceintes.

Il ne faut pas faire comme les femmes de notre temps qui,
pour éprouver les médecins, portent des urines de l'un à
l'autre. Croyant tromper les médecins, elles trompent les
malades ; l'un dit une chose pour consoler par complaisance,
l'autre dit ce qui est.

[89] Les médecins ne doivent voir que l'urine du matin, rendue après complète digestion, dans un vase de verre blanc et clair, et non transvasée de vase en vase, ni long-temps conservée. Les empiriques ne s'inquiètent pas de tout cela ; que l'urine soit de la nuit ou du jour, peu leur importe qu'elle soit ancienne ou ait été mal recueillie, qu'elle soit claire ou trouble, c'est tout un. Et ils font des erreurs épouvantables entre parents et entre voisins, et des suppositions admirables entre mari et femme.

[90] Le public les préfère cependant parce qu'ils promettent plus la guérison, ignorants qu'ils sont des difficultés.

[91] De cette façon, beaucoup de patients peuvent mourir et être tués et des enfants sans baptême, avec leur mère, quitter ce monde ; et beaucoup d'autres malheurs en peuvent découler comme il est arrivé il y a huit ans, à Bruges, du fait d'un Lombard (100) nommé Achille, qui avait donné à une femme noble un soporifique pour pouvoir assouvir ses désirs avec elle, et elle s'endormit pour l'éternité, et le nommé Achille fut fouetté par les rues. Ou encore à Londres, une femme qui avait vu trois médecins qui avaient déclaré qu'elle n'était pas enceinte, mais portait un mole et lui donnèrent une médecine pour provoquer les menstrues, et ce jour-là la mère et son enfant s'endormirent dans le Seigneur.

L'examen des urines ne permet pas de diagnostiquer la grossesse et les médecins ne doivent pas se prêter à ce désir des femmes, d'où peuvent découler des malheurs.

[92] Ils examinent les urines en les chauffant, ce qui est condamné par les bons auteurs.

Le peuple vendrait plutôt sa tunique que de se retirer de chez eux sans médicaments. Si les médecins voulaient s'y opposer, on les accuserait de jalousie.

[93] Je tiens à répéter qu'on ne doit pas ordonner par l'apparence seule des urines. Qui peut, grâce à elles, différencier la phtisie de l'empyème (101)? Est-elle différente dans l'arthritique (102) et dans la sciatique, dans la ciragre (103) et la podagre?

[94] Aussi, que les médecins visitent leurs malades, et, si ceux-ci sont pauvres, qu'ils le fassent pour l'amour de Dieu, qui récompense tout, et, s'ils sont riches, qu'ils se fassent convenablement payer.

[95]　　　　　CHAPITRE XII

DES APOTHICAIRES FIDÈLES AUXQUELS LES INFIRMES
ET LES PAUVRES,
EN CAS DE NÉCESSITÉ, DOIVENT CONFIER LEURS ORDONNANCES

Une des conditions essentielles est que le médecin trouve de bons et fidèles apothicaires pour exécuter ses ordonnances, qui n'augmentent ni ne diminuent la prescription et qui [96] n'aillent pas, quand ils voient que le traitement réussit, dire qu'ils ont ajouté une drachme de plus que le médecin n'avait prescrit; et lorsque le malade est débilité du traitement, qu'ils ont suivi exactement l'ordonnance. Il y a des apothicaires qui ne sauraient seulement pas réciter leurs déclinaisons et qui se font tous les jours apporter des urines

et composent des traitements de leur façon. Il y en a d'autres
qui, recevant de très bonnes ordonnances, les critiquent
pour détourner les malades d'hommes doctes et probes et les
envoyer à un empirique ou à un brigand. Les bons apothicaires doivent informer les malades du danger de leur situa-
tion et les envoyer sans malice ni faveur à des médecins
honnêtes et habiles.

[97] Il y a d'autres apothicaires qui n'hésitent pas, lorsqu'ils reçoivent une prescription comportant plusieurs
drogues et qu'ils n'ont qu'une seule de ces drogues, à livrer
quand même la préparation. D'autres qui, en l'absence de
médecin, ont la prétention d'en remplir le rôle, et, avec un
tel apothicaire, il n'y a plus besoin de rien. Ils sont très
[98] ignorants, délivrent le lititagum (104) pour l'eupatoire ;
tout chez eux est sophistiqué.

Il serait très convenable que les médecins, entrassent, fré-
quemment chez les apothicaires pour voir l'exécution des
ordonnances et des préparations officinales. J'ai vu à Londres
un courtisan qui demandait à un apothicaire trois onces de
graines de cartapu (105), et l'apothicaire les donna sans
mauvaises intentions, et trois jours après, il en donnait
autant à un noble qui faillit en mourir de diarrhée.

J'ai vu aussi un autre apothicaire qui donna une chose que
je ne nommerai pas, au serviteur d'un noble. J'eus à soigner
ce noble d'une fièvre tierce, et quand on le vit guéri, quelqu'un de chez lui remit de cette chose maudite dans sa nourriture et il mourut. Le domestique fut pris, il accusa la
femme du noble de cet acte ; elle fut conduite au roi Henri
qui la donna à un autre mari. Aussi les apothicaires ne

devraient jamais donner de médicaments vénéneux à ceux qui leur en demandent.

Il y a d'autres apothicaires qui pactisent avec les empiriques et participent à leurs méfaits.

[99] Il faut remarquer que la justice devrait avoir l'œil sur eux comme cela se passe en plusieurs endroits où, toute l'année, deux médecins et deux apothicaires jurés, avec une personne désignée par la justice, visitent les laboratoires et apothicaireries. Ne met-on pas des gardes pour toutes les professions d'art mécanique ? On ne le fait pas pour les apothicaires, parce que le nombre des personnes compétentes est restreint ; le danger n'en est que plus grand, et il ne manque pas de jeunes apothicaires sans argent qui se croient tout permis, qui méprisent les médecins et les apothicaires leurs maîtres, et qui n'ont chez eux aucune bonne médecine ou n'en ont qu'en petite quantité.

[100] Les pauvres doivent choisir des apothicaires honnêtes et instruits, qui sachent comprendre les recettes et connaissent leurs synonymes, qui soient assidus et peu bavards, qui travaillent avec véracité et qui ne glorifient pas un médecin pendant qu'ils en critiquent un autre.

[101] Que les pauvres et les prédicateurs s'efforcent d'obtenir une surveillance par des hommes doctes et experts, exempts de méchanceté et d'injustice.

NOTES

1. *Colères :* les bilieux. — La bile et le tempérament bilieux. Les anciens attribuaient la colère à la bile et au foie.

> Quum tu Lydia, Telephi
> Cervicem roseam, circa Telephi
> Laudas bracchia ; vœ! meum
> Fervens difficili bile tumet jecur.
>
> Hor., od. I, 13.

2. *Raréfiés.* — Synonyme de dilaté bouffi. On donnait le nom de raréfiant à des mouvements auxquels on attribuait la vertu de donner plus de volume et d'expansion au sang et aux humeurs.

3. *Résolution.* — Abattement prononcé de l'incitation motrice ou affaiblissement accidentel de l'usage des facultés intellectuelles.

4. *Napel.* — Vieux mot pour désigner l'aconit. *Aconitum napellus.*

5. Le texte porte « Undemia » au lieu de « Endemia ». Maladie régnant dans une région, soit couramment, soit à époques fixes, sous l'influence d'une cause locale, permanente ou temporaire. *Le régime contre épidémies et pestilence* contient un chapitre sur l'*Endimie* qui justifie notre traduction.

6. *Dragons.* — Par ce mot on entendait non seulement les lézards et salamandres très suspects en tous temps au peuple, mais surtout des bêtes fabuleuses que personne n'a vues et auxquelles tout le monde croyait. Le Forestier est bien modéré dans ce qu'il en dit. Albert Le Grand, dans son livre II des *Propriétés des éléments*, raconte qu'au temps de Philippe, roi de Macédoine, une vallée

jusqu'alors très salubre devint infranchissable, tous ceux qui y passaient y mouraient. On chercha vainement la cause jusqu'à ce que Socrate ait ordonné de faire une tour munie de miroirs ni convexes ni concaves, mais bien plans, à l'aide desquels on découvrit deux grands dragons. *Savonarole*, auteur cité par Le Forestier, cite le fait et l'ouvrage, mais attribue ce dernier à Aristote qui n'en es: pas l'auteur. Les histoires de dragons abondent, on croyait même qu'ils pouvaient naître dans le corps humain, et cela bien postérieurement à l'époque de Le Forestier.

7. *Brodalia.* — Mets composés avec du jus de viande ou du sang. *Brodium* origine du mot fr. brouet.

8. *Laciviales.* — Cf. *Lascivium*, espèce de lessive.

9. *Laureala, daphné laureola.* — Plante commune à Rouen, propriétés épispastiques, nom vulgaire lauréole.

10. *Euruca.* — Pour Erica ; Bruyère, a été employée comme diurétique et lithontriptique.

11. *Gafalo.* — Cf. *Gabalus :* Pendard. Peut être aussi est-ce un nom propre. Quant à la phrase elle nous paraît équivaloir à celle-ci : Comme il arriva à un certain pendard qui a fait la nique à Gentilis et aux autres, en mourant après huit jours de maladie ambulatoire.

12. *Subeth.* — Cf. *Subex :* Soumis. Pourrait s'interpréter par paralysie flasque ou complète.

13. *Syncope.* — Le mot est ici très particulier et différent de son acception ordinaire. Le sens du passage est clair, mais l'expression paraît ressortir d'une théorie concretisant pour ainsi dire la syncope, théorie dont nous n'avons pas trouvé d'exemple.

14. Le texte porte : *Venenosa.*

15. Le sens d'inflammatoires ou aiguës nous semble traduire le texte *furiosa.*

16. *Crynoidarum* de *ruisseau* de κρουνος? — Le passage correspondant du *Régime contre épidémie et pestilence* contient : Grande

multitude de bêtes engendrées de corruption de l'air comme *Cante-peluses*.

17. *Degentaculum*. — Forme anormale de *Jentaculum*, déjeuner.

18. Le mot *densité*, dans son sens scientifique moderne, exprime bien l'idée de l'auteur.

19. *Rugitum*. — Nous traduisons ce mot par borborygme qui est un gargouillement dans l'intestin, Saint-Jérôme a en effet employé le mot *rugitum* avec ce sens.

20. *Coreando*. — Cf. *Corea* : Collier.

21. *Flegme, flegmatique*. — L'une des quatre humeurs des anciens, elle est froide et humide. Les anciens regardaient l'eau comme un corps simple et donnaient le nom de flegme à celle qu'ils retiraient des corps. Ce mot était un peu synonyme de pituité et de glaires.

22. *Mélancholie, mélancholique*. — Selon Galien les affections morales tristes dépendaient de la bile qui devenait noire.

23. *Sincera* pour *sicera* : Cidre.

24. *Bastrarde*. — Nous ne trouvons pas de plante correspondant à cette appellation. Le texte français du *Régime contre épidémie et pestilence* contient quelque part vins clairs bastards. Les deux passages restent obscurs pour nous.

25. *Muscatelline*. — Essence de adoxa *moschatellina*, *malva moschata et mimulus moschatus*.

26. *Ribès*. — Ce mot désigne ici les groseilles, mais il peut signifier ailleurs le cassis.

     Ribès rubrum, groseillier rouge.

       — *nigrum*, cassis.

       — *uva crispa*, groseillier à maquereau.

Ces dernières doivent leur nom à ce qu'il était habituel de les employer comme condiment de ce poisson.

27. *Berberis* — Epine vinette.

28. *Morfea*. — Boulimie ? Cf. Littré, *dictionnaire verbo* Morfar.

K

29. *Camellina.* — Quiconque s'entremettra de faire sausse appelée cameline que il la face de bonne cannelle, bon gingembre et bons clous de girofle, de bonne graine de paradis, de bon pain et de bon vinaigre. Du Cange, *verbo* Gamelotum.

30. *Guidones.* — Guideaux-feinte.

31. *Roches.* — Murenes, anguilles.

32. *Vaudoise.* — Sorte de carpe.

33. *Lopia.* — Sorte de truite.

34. *Saxualis.* — Saxatile, labre, canude.

35. *Gornus.* — Gourneaux, morue.

36. Ce passage relatif aux poissons est ainsi reproduit dans le *Régime contre épidémie.* — *Meilleurs :* Perche, vaudoises, brochetons, espelenc, petites truyttes d'eau doulce, rougets, tumbes, anons, vivres, barbues, turbot, dorées, folles, escrevisses. *Eviter :* Saumon, anguilles, congre, tenches, huîtres, poissons à limon, harengs, poissons sallés, morue.

37. *Galanga.* — Racine importée des Indes, réputée diurétique, emmenagogue et stomachique, était également employée par les vinaigriers.

38. *Macis.* — La muscade est recouverte de deux écorces, la seconde est tendre, jaunâtre ou rougeâtre, odorante, elle se sépare de la muscade à mesure qu'elle se sèche, c'est ce qu'on appelle macis et improprement fleur de muscade.

39. *Zedoaire.* — Racine aromatique provenant de l'Inde.

40. *Poma gnata :* les grenades. — Les grenades étaient appelées *poma punica,* le mot *granata* leur est venu de la province où on les cultivait. On a longtemps dit pomme de grenade comme aussi pomme d'orange.

41. *Maciana.* — Nous paraît du français latinisé et venir de macis (voir note 38). Le macis était nommé aussi *moschata* et ce dernier mot était un peu synonyme de parfum en général.

42. Les limons sont des fruits qui diffèrent des citrons en ce qu'ils sont plus ronds.

43. *Citragula*. — Nom donné par Monardi au citron, paraît ici désigner une variété particulière. Le D⁻ P, Dorvault interprète le même mot par orange, de *citrus aurantium*.

44. *Ruta :* la rue. — Plante d'odeur désagréable qui était réputée contre le mauvais air.

45. *Cyprum*, — Synonyme de *Phyllyrea augustifolia*, en français Filarix ou filaire.

46. *Muscus*. — Nom d'une mousse aromatique poussant sur différents arbres, poirier, pommier, cèdre, etc. Cette mousse pulvérisée composait, pour la plus grande partie, la poudre de Chypre des parfumeurs.

47. *Acide citrique*. — Cette traduction peut paraître hasardée, cet acide ayant été découvert en 1784 par Scheele. Cela est vrai scientifiquement et chimiquement parlant, mais les anciens connaissaient et la chose et le nom, *siropus de acetositate citri*.

48. *Gummi :* les gommes. — Ce que nous nommons gomme arabique, et comprenait : *Gummi arabicum, thebaicum, babylonicum, acanthinum, seracenium*.

49. *Ben :* Benjoin.

50. *Cala*. — C'est certainement une abréviation de *calamita* en roseaux. Une sorte de styrax était expédié dans des tiges de roseaux pour en conserver la pureté,

51. *Ana*, — Signe conventionnel qui signifie : de chaque.

52. *Muscatæ*. — Adjectif de *muscus*, Noix de Galle au muscus (voir note 46).

53. *Sansucus*. — Marjolaine *sansucus majorana persa*.

54. *Margaritarum*. — Les perles auxquelles on attribuait des vertus précieuses. Par *splendides*, il faut entendre les blanches de belle eau luisantes et transparentes que l'on croyait les plus efficaces. Par *fragmentorum*, il faut entendre des déchets de perles

ou des perles petites, connues aussi en médecine sous le nom de semence de perles. Les perles jaunes ou noires étaient considérées comme le résultat d'une putréfaction. Le prix élevé des perles de belle eau explique seul l'admission dans la préparation de perles inférieures, ce n'est que beaucoup plus tard que l'on accorda aux dernières les mêmes vertus médicales qu'aux premières.

· 55. *Coralorum rubeorum ante :* le Corail rouge. — Le mot *ante* paraît signifier ; de préférence, on employait aussi le corail blanc et le corail noir, moins estimés.

56. *Lapdanum* pour *laddanum.* — Résine extraite du *cystus ladanifera.*

57. *Mastic,* résine du *Terbinthus lentiscus.*

58. *Oximi.* — Le basilic. *Ocinum basilicum.*

59. *Bolum :* bol. — Terre graisseuse ou argileuse qui venait du Levant.

60. *Diptami.* — C'est la fraxduelle ou dictame, elle figure avec cette orthographe *diptami* sous le n° 78 de l'inventaire de la bouticle de l'hospital Saint-Nicolas de Metz, 27 juin 1509. On trouve plus souvent *dixtame,* n° 239 de l'inventaire dressé au décès de Jehan de Louvigny, 1520, apothicaire à Amiens.

61. *Drappaver.* — On trouve *diapapaver* dans le sens de looch au pavot.

62. M. à m. six cents fois *sexcenties,* c'est une hyperbole.

63. *Semen lini fenugène.* — La graine de lin est employée comme laxatif. L'adjectif fenugène ne nous est pas connu.

64. *Aneti.* — *Anethum :* Anet, sorte de fenouil.

65. *Calamentha.* — Synonyme de *hedera terestris,* lierre terrestre.

66. *Furfur macer.* — Le son pour être bien détersif et un peu astringent doit être épuisé de sa farine et alors on l'appelle *macer.*

67. *Pectinœ.* — Cf. muscle pectiné. La région du périnée où les

muscles s'entrecroisent autour des orifices comme les doigts de mains jointes.

68. *Fomentation.* — Etuvage, bassinage.

69. *Saccellatio.* — Application de compresses ou de sachets.

70. *Collaticia.* — Qui est relatif à plusieurs personnes ou à plusieurs choses. Mets composés.

71. *Mésaraïque.* — Qui tient au mesentère. Cette désignation est obscure pour nous; elle vise peut-être les péritonites.

72. *Monocle.* — Cœcum et valvule iléo cœcale.

73. *Forbes.* — Fruits du sorbier ou cormier; ils sont astringents avant maturité.

74. *Maison de Mars.* — Les anciens avaient divisé le ciel en douze maisons ou domaines.

75. *Optolonna.* — ? — *Multiplicantur in estate febres optolonna et nature solutïo et sanguinis egestio* (p. 59).

76. *Corachta?* — Dans un vieux traité, *le Miroir de beauté*, nous trouvons : *se peut engendrer un ulcère cacoëthe au boyau.* Le sens conduit à traduire ce mot par ulcéreux.

77. *Mandragores.* — Les mandragores sont calmantes; toutefois il est possible qu'il s'agisse ici de la belladone, à laquelle on donnait aussi ce nom.

78. *Sameh?* — Nous n'avons pas trouvé ce mot que nous traduisons par purées. Nous devons mentionner que l'orge était très employé sous la forme torréfiée, peut-être est-ce cette préparation qui est ici indiquée.

79. *Oliban.* — Encens.

80. *Mirobolan.* — L'auteur cite ici les mirobolans citrins et à la page 59 les chebules (*kebuli*) et les indiens. Ce sont les trois principales variétés. Leur réputation merveilleuse les ont fait pénétrer dans le langage courant sous la forme adjective : *c'est mirobolan.*

81. *Raned scent.* — ? — *Absque ossibus suis.* — Indique que ce sont des fruits à noyau ou à péricarpe dur.

82, *Trochisques*, — Médicaments réduits en masse dure comme des pilules en forme de petits morceaux.

83. *Bourse à pasteur*, — Thlaspi, *verge à pasteur*, dipsacus ou chardon à foulon.

84. *Remède de Gordonius*, — Le texte donne cette préparation ainsi que celle de la poudre. Nous y relevons comme substances non encore citées : le *spodium* qui est l'ivoire brûlé ; les *balanstia* qui sont les fleurs de grenadier sauvage, en vieux français : *Balaustes* et le *Carabe* qui est le succin.

85. *Anudi*. — ? —

86. *Hypociste* ; Orobanche.

87. Ce passage rappelle une délibération du Conseil de la ville, en 1518 : *Deffendre aux médechins à qui sont, chacun jour, portées eaues à voir, qu'ils ne les gectent ne souffrent gecter par les rues.*

88. *Molendinarius*. — Que nous avons traduit par meunier, pourrait peut-être signifier : « gens bons à tourner la meule ».

89. *Cicotrigonizatus*. — Ce qualificatif paraîtrait rappeler la présence de l'aloès dans la préparation *aloe cicotrinus*,

90. *Arnaglosse*. — C'est le plantain.

91. *Momie*, — « Il ne faut pas croire, dit Lemery, que la momie commune qu'on nous apporte soit de la véritable momie d'Egypte qui ait été tirée des sépulcres des anciens Egyptiens. Celle-ci est trop rare, et on la garde dans des cabinets comme une grande curiosité. Celle que nous trouvons chez les droguistes vient des cadavres de diverses personnes que les juifs ou même les chrétiens embaument, après les avoir vuydées de leurs entrailles et de leurs cervelles, avec de la myrrhe, de l'aloès, de l'encens, du bitume de Judée et plusieurs autres drogues,

92. *Calcapetra*. — ? — Ce mot fait penser à la craie employée dans les affections intestinales.

93. *Psidia*. — Probablement *psiadium Dioscoridi*, pied de lion ou alchemille.

94. *Candarusum*. — ? —

95. *Myrtilles*. — Fruit du *vitis idœa*. Arilli. — *Sunt arida grana uvœ de ariditate dictis.*

96. *Petroli, temasi*. — Nous n'avons pu préciser la signification de ces poissons, leurs noms français paraissent se trouver dans la note 36.

97. *Chalibdée : Ferrée*. — Les Chalibdes, peuples du Pont-Euxin, étaient réputés pour leur habileté à travailler le fer; il existe encore en pharmacie un vin chalybé.

98. *Truffator*. — Vieux mot français « truffeur », signifie trompeur, escroc, fripon.

99. Ce passage obscur, dans le texte latin, n'est pas éclairé par le texte correspondant du *Régime contre épidémie et pestilence*.

100. *Lombardus*. — Synonyme de *Longobardus* (Du Cange).

101. *Empyeme*. — Signifiait autrefois toute collection séreuse, sanguine ou purulente dans la plèvre ; la traduction exacte de l'idée serait pleurésie.

102. *Artetica [gutta]*. — Le rhumatisme.

103. *Ciragra* pour *chiragra*. — Goutte dés mains, opposée à *podagra*, goutte des pieds.

104. *Lilitagum*. — Paraît être le liliago ou lis asphodèle. Les pharmacopées indiquent en effet que cette plante, qui ne jouit d'aucune propriété, est cultivée pour servir à sophistications.

105. *Cartapu*. — Probablement le ricin. Dans la synonymie de cette plante on trouve *cartaputia* (Park).

AUTEURS CITÉS

DANS LE

TRACTATUS CONTRA PESTILENTIAM, TENASMONEM
ET DISSINTERIAM

ABEURAGEL. — Ce nom paraît devoir être identifié avec celui de ABARBANEL, rabbin, né à Lisbonne, auteur de deux dissertations ayant trait à la médecine : *De Lepra vestimentorum, — De Lepra œdium.*

ABOALY. — Il s'agit d'AVICENNE, Abou Ali Hoccin Ibn Sina. V. *infra.*

ÆGIDIUS ROMANUS. — GILLES DE ROME ou GILLES DE COLONNE, xiiie siècle.

De Urinis et pulsibus cum commentariis Gentilis.

ALBUMASAR. — Paraît être une corruption de ALBUBÉCAR, nom sous lequel on désigne RHASÈS.

ALEXANDER. — Vraisemblablement ALEXANDRE DE TRALLES, né en Grèce, exerçant à Rome vers le vie siècle, dont les œuvres sont des plus estimables.

Peut-être *ALEXANDRI APHRODISÆI de febrium causis et diffferentiis opusculum.* — Cet ouvrage se trouve avec celui de Damascenus, auteur cité ci-après.

ARNOLDUS. — ARNAUT DE VILLENEUVE, alchimiste et médecin, né vers 1240, mort en 1311.

AVERROYM. — AVERROES, médecin arabe, né à Cordoue au commencement du xiiᵉ siècle. '

AVICENNA. — AVICENNE, médecin arabe [980-1037]. Son œuvre médicale a pour titre : *Libri quinque canonis medicinæ.*

BREVILOQUUS DE MENTE PAPIE, titre d'un ouvrage, peut-être le *Vocabularium Papiæ*, imprimé à Venise en 1485.

Cet ouvrage est désigné sous différents titres : *Lexicon, Elementarium*. Peut-être *Breviloquus*, qui signifie résumé, existait-il sur un manuscrit ou cahier d'études dont disposait notre auteur.

CARDINALIS CAMERA DE CONCORDAN' THEOLOGIE ET ASTROLOGIE. C'est le titre d'un ouvrage de *Pierre d'Ailly :* PETRI DE ALIACO *cardinalis Cameracensis, Concordia Astrcnomie cum theologia et historica narratione*, in-4°. *Venitiis, August Vindel*, 1490.

CONCILIATOR. — Titre d'un ouvrage de PIERRE D'ABANO, né vers 1250. *Conciliator diferentiarum philosophorum et precipue medicorum.*

CONSTANTINUS. — Vécut vers l'année 1070 à Babylone et à Salerne ; a laissé une œuvre médicale importante.

DAMASCENUS. — *JOHANNIS DAMASCENI de exquisita febrium curatione compendiosum diegema.*

Nous ne possédons sur cet auteur aucun détail biographique, sauf une épithète suivant son nom : *decapolitani.*

Le mot *Damascenus* désigne plusieurs personnages originaires de la ville de Damas. On a quelquefois nommé ainsi Hippocrate qui vécut, dit-on, à Damas, et l'on cite l'erreur du traducteur de Sprengel, qui du mot allemand *Damascus*

fit un nom propre d'homme et écrivit : Hippocrate n'habita
jamais chez Damascus, au lieu de : à Damas.

DIASCORDES. — DIOSCORIDE, célèbre auteur d'un traité
des plantes ; il vivait dans les premiers temps de l'ère
chrétienne.

DYNUS. — DINUS DE GARBO, mort en 1327 ; auteur d'une
chirurgie imprimée avec le *Traité de la lèpre* de Gentilis ;
était professeur à Bologne, mourut à Florence.

DYOGENES. — Tout porte à croire qu'il s'agit de DIOGÈNE
LE CYNIQUE. Le passage p. 28 rentre bien dans la morale
de ce philosophe.

Nous devons toutefois rappeler qu'il existe des ouvrages
médicaux de Diogène d'Apollonie et de Diogène de Laërce.

FORLIVIENSIS.—JACOBI FORLIVIENSIS, *in primum canonis Avicemiæ*. S. l. n. d., in-fol.

GALIENUS. — GALIEN, né vers la 130ᵉ année de l'ère chrétienne, mort vers l'an 200.

GENTILIS. — Médecin né vers 1230, mort à Bologne vers
1310 ; un des meilleurs commentateurs d'Avicenne.

*GENTILIS FULGINATIS medici illustris contra pistilentiam
cosilium feliciter incipit,* in-4°. S. l. n. d.

GERSON. — JEAN GERSON [1363-1429], chancelier de l'Université.

GORDONICUS. — BERNARD DE GORDON, médecin de l'Ecole
de Montpellier ; commença à enseigner la médecine en
1285 ; vivait encore en 1318. Dans son *Lilium medicinæ,* on
trouve une allusion aux lunettes.

« *Cy commence la pratique de très excellent docteur et*

maître en médecine maistre Bernard de Gordon, qui s'ap-
pelle Fleur de Lys en médecine. — *Lyon, 1395.* »

GUILBERTUS ANGLICUS. — GILBERT LANGLOIS vécut
vers 1270.

HALY ABEU. — ALI-ABBAS, célèbre médecin persan d'origine et mage de religion [980 ap. J.-C.], a écrit *Al Kamel,*
traité complet de médecine.

MATHEI MEDIOLANENSIS DE GRADI. — JEÁN MATHIEU
FERARI, connu sous le nom de GRADIBUS ou GRADO,
qui est celui du château où il naquit dans le Milanais ; il
exerçait à Milan.

MESSAHALA. — Nom vulgaire de MACHA-ALLAH, astro-
nome et astrologue juif du ix° siècle.

MESUE. — JEAN MESUÉ, médecin de Perse, mort vers l'an
840. Les ouvrages qui portent son nom sont loin d'être
authentiques.

PHILONIUS. — C'est le nom d'un médicament ou du livre
qui en traite, le *Philonium.* C'était un calmant inventé par
PHILON DE TARSE, qui l'a décrit en vers grecs très mystérieux.

Au xv° siècle, un certain VALESCUS DE TARENTA,
qui traduit lui-même son nom en français par BALESCON
DE TARRARE [1418], prit le nom de Philonius et publia
Practica Valesci de Tarenta quæ alias Philonium dicitur ;
on connaît aussi *Philonium pharmaceuticum et chirurgi-*
cum de medendis omnibus cum internis tum externis.

PHTOLOMEUS. — CLAUDE PTOLOMÉE, le représentant le
plus complet de l'astronomie grecque, ii° siècle. L'ouvrage
cité sous le nom de *Centologie* est les *Cent aphorismes.*

PHUS. — Abréviation de l'un des deux mots précédents.

PRINCEPS. — Ce mot revient très souvent dans cet ouvrage. Il faut entendre AVICENNE, qui était couramment appelé le prince des médecins.

RASIS. — RHASÈS, médecin perse né vers l'an 860 ; on cite plus de 200 ouvrages de cet auteur.

SAVANAROLLA. — SAVONAROLE, né à Padóue, mort à Ferrare vers 1480.

SAXONIA (de). — JEAN DE FALKEMBERG ou JOHANNES DE SAXONIA, théologien, mort en 1431.

SERAPIO. — SÉRAPION, auteur arabe, dont l'époque est douteuse, et que les biographes attribuent tantôt au viii* siècle, tantôt au xi*.

YPOC. — HIPPOCRATE. Le plus grand médecin de l'antiquité, vers 460 avant J.-C.

YSAAC. — ISAAC, médecin arabe, auteur du livre *Isaaci (eximii) medicine monarce, de particularibus dietis* 1487.

Dans le *Régime contre Epidémie et Pestilence* sont cités quelques auteurs qui ne figurent pas dans le *Tractatus*, ce sont : CRIBASIUS, HERCULES, RABIMOYSES, JEAN GADESDEN, P. DE ÉBONA, GAYNERIUS, GUIDO BORATI, ARISTOTE, VALESCUS DE TARENTA.

Tractatus contra pestilentiam thenalmonem et dissinteriam.

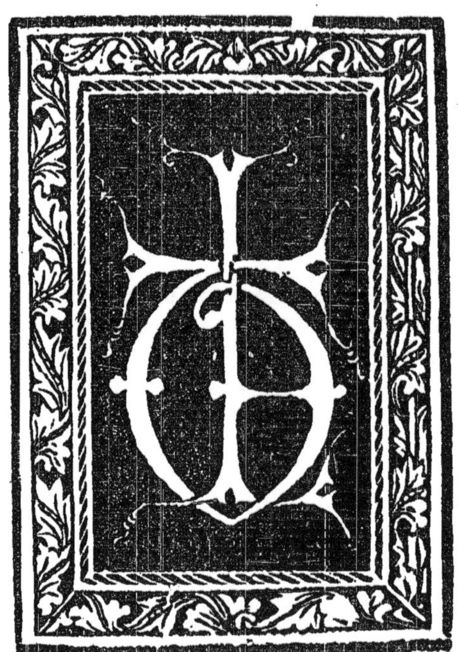

Verba mea auribus percipe dñe
Et in veritate dirige itellectu meu·

Gitur piissime deus et misericors/ oium rerum fabrica
tor/et syderum conditor. fsimu bonum et indeficiens : a
quo cucta procedunt. et a quo riui et flumina mie et gra-
tie decurrut et rutilant: a te tanq a principio sine fine et
sine principio opera cuncta sunt inchoada. Ad te ergo humilissime
et deuotissime me conuerto: vt de tua benignitate et largitate/ ac p
pter tuam bonitatem et miam infinitam fecundare et illuminare:
semper et vbiqz pauperculum intellectu meum digneris. vt te sem
per diligat et benedicat anima mea. et in me splendeat tua ineffabi
lis gratia: ita vt possim in via veritatis: ppter reipublice vtilitate
et ad tui altissimi honorem istum paruissimu tractatulum recte ac
fideliter adimplere.

Capitulum primu de caussis pestilentie.

Cause pestilentie vt alias scripsimus: in quodam opusculo qd
composuimus de quadam rabiosa febre pestiletiali. q in duo
decim horis patientes cum calore et sudore continuo interficiebat/
cuius febris aduentus incepit sua vexilla extendere in anglia in ci
uitate londoniaru decimanona die mensis septembris anno domini
1484. in qua die. T.L.U.L.D.G. in T. posuerut. Ex qua febre
pestiletiali plusq quindecim milia hominu ab hoc seculo morte re
pentina tanq ex pugnitione diuina recesserunt. multiqz sine mora
per vicos deabulantes absqz confessione obierunt. Et hoc post ecli
psim solis in arietem sub dominio martis decimasexta die martii
anni precedentis elapsam: multi mali denotatiua ex qua scripsim9
ea que postea ad manu et oculum apparuerunt. Etiam post coniun
ctione saturni et iouis in scorpione in anno precedenti celebratam
cuius coniunctionis effectus nundu oino transierunt/ nec multoru
alioru que non sunt ex presenti negocio. CIdeo ad ppositu sunt lo
ginque aut ppinque. vt supra. Cause igitur prime longinque. vt
vult Auicenna.4. Sunt forme et figure celestes in isto inferiori se
cundu suam influentia/ facientes in subiecto de necessitate actoes

¶Unde ptholomeus ꝓpositioe noua centilogii. Uultus huius se-
culi sunt subiecti vultibus celestibus ¶Teste Auicenna suo primo.
Complere debemus de aliis mutationibz aeris non naturalibz ne-
q3 cotrariis nature. quia scom res celestes: et res terrestres euenist
¶Unde haly abeu. Et cum multe ex stellis in vno coniuguntur loco. et é. multa bona/aut multa mala ex eop copula frequeter eueniunt. quod cofirmante Auicena primo. Ille vero res que sequutur
celestes: sunt sicut ea que stellap causa accidut. ¶Quis ergo veridi-
cus negare pellet quin corpora inferiora ꝑ superiora gubernetur?
Uidemus autem per accessum solis insignis: et per ipsius reuolu-
tiones/oia animatia calefieri humectari/infrigidari/et desiccari.
Et per illum illuminatur celum. stelle et oia in mundo existentia
Quare Haly dicit: q3 quado sol intrat aliquod signu: illumiat/cla-
rificat/et viuificat ipm. Et qn ab eo recedit: ipm dimittit in simili-
tudine corporis defuncti. quia est aia Ut dicit abeuragel/istius mudi. Ipse enim est lumen et candela celi. per eum mouetur omis res
se mouens. per eu nascitur ois res nascens. crescit soliis et matura-
tur fructus. ipse eni est sphs celi magnus. et est melior et nobilior oibus aliis planetis: et in nobilitate altior. Septe planetap medius
sicut rex sapiens qui manu tenet: per sensu regnu suu. Et per oia la-
tera attingit. Et per ipm: vt refert Haly. fiunt planete orientales/
siue occidentales/illuminatur et coburutur/ et augmentu recipiut
et detrimentu. ipsisq3 oi anno in reuolutione annoru mudi officia
sua disponit. Dedit marti sua militia. Ioui sua iudicia. Saturno
regnum. Collectioe redituu veneri. Mercurio scribania. Et lune
enuciatioe. q3 luna defert madata ipsiusquocuq3 precipit. qd ydiote
et vulgares per experientia cognoscut. qui scom augmentu et detrimentu lune/egritudinu dispositiones/fluxus maris et reflexus/at-
q3 egrotantiu morte aut salute: solo experimeto absq3 scietia oi die
ꝓnosticant. Quare princeps suo quarto magnifice dicit. Et princi-
piu omniu horu sunt forme ex formis celi facietes illud esse neces-
riu. cuius euetus ignoratur a medicis. ab astrologis autem scitur.
Quare voluit intelligi q3 ex eclipsibus/coniuctionibz/et oppositioi-
bus/aspectibz ac reuolutionibz predictop planetap in signis: i ista
elemetari regioe causentur pestilentie furiose/ mutationes diuer-
se/ac multa mala et innumerabilia acccidetia ratione predictarum
influentiaru celestiu in isto inferiori agentiu. quod cofirmatur ꝓ-
nosticop primo. Et etiam quodam celeste in quo oportet ipm me-

dicū preuidere. cuius si tanta sit prudentia, z admirabilis, nimiisqz
stupenda. et ceī. Unde messahala. Simile est opus planetarum in
hoc mundo: magneti et ferro. Agens autem est corpus celeste natura mediante elementari. de generatione aialiū. 4. Sicut in aere
et omnē videmus humidor naturē stantā et pmutatā scdm vetor
motūs et stationē. Quare nō imerito dicimus iferiora a suptoribus
regi et gubernari. Hic nāqz motus siue mūdus gtinuus ē supioribus lationibz ex necessitate: vt ois ipsi virtus gubernetur ide. Me
thauror pricipio. Et sic diuersis diuersi morbi, regionibz alteratio-
nes et accidētia in isto inferiori oī anno accidūt rōe solis, planetaz
et aeris: vt pbat Ptho9 ca. z. quatriptiti. Nulli dubiū esse credim9
eo qz sol et aer in terrenis oibus opantur. et qz nō solū terre ex quat
suor anni tpibus alteratōes adueniūt, corporqz mutatiōibz ic. Et
sic priceps pfūdissime dixit: qz qn figure celestes sunt agentes, et di-
spositiones terrestres recipiētes: fit magna humedatio in aere. Et
tunc multiplicātur mulei mali vapore fetidi, vaporosi z corrupti
in aere: q inficiūt, corrūpunt, et putrefaciūt aerē et ipsi substantiā
cū debili qualitate caloris: q est aeris ppria dispositio pestilentis.
Qz si caliditas esset feruētissima z multū fortis: tūc humedatio cel-
saret et putrefactio. Ut vult Auic in suo primo: qz putrefactio q aeri accidit: fit similis putrefactiōi aque remolliētis fetide. Febres ergo pestilētie vere nō sunt ille q fiūt ex aere sicco. qz aer siccus coleri
eas facit febres pprie cum calore. z ceī. et iste febres indisponūt, ne
colera accēdatur in corpore. Sed febres pestilētie vere: vt ait auid
4. ex aere fiūt, turbido, grosso et vaporoso: ppter calorē venenosū
putredinalē humidō giundū. Qz hūmiditas pprie ē materia putredinis. Et sic qcūqz quattuor humor putrescūt: dū illor putrefactio
seqtur ipsi aeris putrefactionē: ex illo hūore putrefacto dici dz febri
pestilētiaī. Sed si colera esset putrescā ex feruore et incēdio aeris
tāqz calid et sicc: dici debēt febri colerica: nō aūt pestilētiaī. idē theorice. ly dz pestilētia q est mutatio aerisi corruptionē et putredinē p-
pter egressionem a temperamento in eius substantia et qualitate.
Scdm vero principem. Est putrefactio que accidit aeri similis putrefactioni aque remollitionis fetide. Ingrossatur autem aer et re-
mollitur velut aqua in qua ponuntur iusquiamus, pelles ouium,
et cicuta, z ruta et canapus, linum, vel similia. Et ideo notanter dicit Auicenna: qz aer nō putrefit vllomodo, scilicet putredine proprie dicta que sit sibi forma: sed improprie putrefit. quia sibi miscē-

a.iii.

tur vapores putridi et corrupti. et ex hoc toti aggregato ex aqua et
aliis vaporibus accidit qualitas mala et infecta venenosa / nostra
corpora corrumpens et interficiens. ⸿ Sed forte aliquis dicere ue-
let:q̃ aqua et aer sunt corpora simplicia:et ideo non putrescit. cõ
sequentia non videtur vera . quia aqua et aer que nos circundant
non sunt corpora simplicia:immo sunt composita. tamen sñt mul
tum simplicia:cum illa compositione elementis ppinqua et separa
ta a natura mixtionis mixtorum compositorum. quia aeris ꝛ aque
non est putrefactio vera:sicut est putrefactio animalium et cadaue
rum. sed est receptio vaporũ et fumorum putridorum in se ad partes minimas et profundas:quare fetet et putrefit substantia aeris
Et in hac aeris putrefactione maligna non apparet necessario aeris excessus in calore vel frigore. sed solum sufficit venenosita e sue
putredinis venenose nostris complexionibus contraria: que proprie vocatur pestilentia aeris. Et ita cum invenit materiam in cor
pore dispositam : suam maliciam venenosam in illam imprimit.
Quia putredo non est aliud nisi corruptio humidorum et liquido-
rum corporibus eveniens propter bullitionem ac turbationem caloris extranei. Secundum ysaac febrium quinto. Quare dicit haly. Non infirmantur omnes homines apud mutationem substan
tie aeris.et ceß. Et hoc est propter indispositionẽ materie . Ut vult
Galienus/febrium primo. Febris pestilentialis fit propter humo
res aptos ad putredinem existentes. Nulla enim causa rñm sine pa
tientis aptitudine agere aptanata est. Agens enim solum cum per
uenit:et patienti non est preparatio/ nõ accidit inde actio et passio
Igitur aristotiles particula prima problem. de morte visitätium
et frequentantium cum infirmis. et cetera. Dicit q quandoqz illi
non sunt parati ad recipiendũ illam infectionẽ. Et ideo ex tali paß
sione non leduntur. Ut habetur secũdo de anima. Quia agentium
actus sunt in patiente disposito. Videmus autem coagulum vel ali
quod acerbum in substantiam lacteam tempore brevi actionem
imprimere.et hoc ratione materie disposite. Ideo sufficit dicere q
aer fetidus/infectus, et corruptus requirit dispositionem materie
anteq corpora nostra proprie inficere et corrumpere valeat. Quod
sentit Auicenna quarto: dicens. Et preparatio corporum ad illud
est :ut sint plena malis humoribus et cacochimia: manifestum est
q inspiratus et putrescibilis aer ipsa corpora corrumpit. Si vero
euchimus fuerit:nichil aut parum ipsum pestilẽtie aer reddit. Ut

dicit Aristotiles in probleuma . Propter quid in peſtilẽtiali conſti
tutione:hi quidẽ moriſitur,hi vero minime. Chimi aurekũ nõ natu
rales qui contra caloꝛẽ naturalẽ ſunt:cũ ebulierint/ſeſeqȝ turbaue
rint.et ceˣ. fit eoꝛ ebulitio contra actionẽ nature: q̃ ebulitio et tur
batio/cum nõ fuerit actione nature:ſex eius pmanet iñ ea/neqȝ dį
uiditur neqȝ expellitur. Vñde fit cauſa cõuerſionis ad coꝛruptõn
et putrefactionẽ. Dꝛ humiditas cũ dicit yſaac: cũ dilatat naturã et
eliquat eã diuidit in exterioꝛibȝ faciens eã curreꝛe inuenit locũ ca
loꝛis quo poſſit ebuliri et turbida fieri.tñ nuuoſ digeſtionẽ ꝗplẽ
nec partẽ laudabilẽ ab illaudabili diuidẽs.ſed miſcẽs vtrãqȝ coꝛrũ
pit et putrefacit eã. Dꝛ putredo nõ eſt aliud niſi coꝛruptio in hume
ribus. Antiqui enĩ concoꝛdati ſunt: vt pꝫ ſenex ypocras: q̃ ſi i qnal
tuoꝛ tꝑibȝ anni aer coꝛrũpitur:generãtur in illo anno peſtilẽtie et
moꝛtales. Et maꝛie in antõno. Vt habek tercia aſtoꝛiſmoꝛ. In an
tõno acutiſſime ſiẽt egritudines:et maꝛie moꝛtifere. Et tõꝫ. qꝛ aer
eſt magis paratus ad recipiẽdũ malã diſpoſitionẽ. et tunc coꝛpoꝛa
ſunt magis parata.et rõe reſolutiõis fade à caliditate pꝛcedẽti. ſ qua
caloꝛ naturalis fuit multũ debilitatus.et coꝛpoꝛa balde extenuata
et rarefacta. Etiã ꝓpter indigeſtionẽ ſaſſũptoꝛ fruduũ et ſimiliũ.
Vt diuinus ypocras diꝛit. Eſtate et antõno cibos grauiſſime feꝛẽt
Dꝛ tꝑibus illis exalatur et diſꝑgitur naturalis caloꝛ.et ſic debilita
tur digeſtio/ac crudificatùr. quare multiplicãt multi mali humo
res apti ad recipiendũ aeris infecti coꝛruptionẽ. Et ſic cauſat peſti
lentia a cauſa longinqua:vt vult noſter princeps:q̃ principiũ õni
niũ koꝛ ſunt foꝛme ex foꝛmis celi:quoꝛ euẽtus ignoꝛatur. Ex qua
peſtilentia multi homines ſubito ſimul eodẽqȝ tẽpoꝛe ab hoc ſecło
euaneſcũt. Et ad hoc magis parati ſunt repleti/ſanguinei, et coleti
ci/rarefacti ac bene complexionati:propter magnam reſolutiõ neꝛi
in ipſis factam. Et citius periclitant illi qui ſubtilioꝛes habent hu
moꝛes, et qui magnam habent poꝛoꝛum raritatem . Et ratio eſt. q̃
ſpiritus in eis citius reſoluuntur:et ĩ eis maioꝛ ſequitur reſolutio
quare foꝛtius debilitantur . Et quãuis dicere belimus : q̃ iſti ſint
paꝛatioꝛes et velocioꝛes ad recipiendum influentiam pꝛedictam.
non tamen eſt negandum quin omnes aliquando cuiuſcũqȝ com
plexionis ſint ꝛatione contagioſitatis moꝛbi / et diſpoſitionis ma
terie poſſint inſici et coꝛrumpi ex ſumis malis, et vapoꝛibus vene
noſis aerem et humoꝛes coꝛrũpentibus. ſic aer inſpiratus expiraꝼ
et attractus ab eis iã coꝛruptus et infectus/illos inſicit et coꝛrũpit
a.iiij

Et sic multi subito ab illo morbo pestifero tanqꝫ a rapello: morte
repentina moriuntur et recedunt. Ex quibus sequitur ꝙ medici in
firmos visitantes/parentes et famuli illos custodientes: cum ma
gna cautela aduertere se debent in electione et correctione predicti
aeris infecti. Quia vt vult Auicenna quarto: multi inficiuntur ꝓ
pter assiduam frequentationē cum infirmis. Quare dicit. Et com
municat multitudini hominū Et sic omnes semper timere debent
frequentationē locorum infectorum et loca infecta suspecta et cor
rupta fugere/dimittere et euitare. Quia homines in predictis locis
cōmorantes: in periculis et naufragiis sepeliūtur. Sicut did prin
ceps scda primi. Ex aere vero putrefacto sepissime in corporibꝫ ac
cidunt et adueniunt accidentia scena. Cum enim putrescit/scilicet
aer. putrefacit humores: et incipit humorem putrefacere quia a cor
de circūdatus est. quoniā ad ipsum propinquius accedit ꝗ ad aliū.
Unde consiliator differentia . iiᵈ . Veritas nanqꝫ videtur ꝙ aer
plus immutat vitalia: naturalia vero amplius aqua. Et sic princi
palis lesio aeris corrupti et infecti declaratur circa vitalia mēbra:
vt illa perire faciat. Sicut dicit Gordonius in suo primo. Et ita
corrumpuntur corpora humana. quia aer corruptus vadit ad cor
et ambit totum corpus: vt ipsum interficere queat. Et sic illi qui
sunt rari et qui maiorem quantitatē aeris infecti attrahunt: citius
inficiuntur et pereunt pestilentiali morbo. Quare ysaac febrium
quinto dicit. Aer/infectus suple: nocibilior est cibis et potibus, ꝗa
velociter perforat/ad cor et pulmonem cum flatu attractus sine vl
la remotione. Item materiā que ex continenti nos impossibile sit
fugere. sed necessarium vti ea que presens est. nono de ingenio. Et
ratio est. quia aer immediate fere cordi occurrit. id secundum eius
dispositionem imutans omnino: dicendū tamen primo ꝙ pulmo
modicam alterationem inducit: cum sit mēbrum mole/ laxum/faci
le passibile: maxime cum aer in eo modico permaneat tēpore. Qᵈ
satis confirmans mesue. Omniū nanqꝫ nocumentorū aduenienti
um corpori: primus occursus est ad cor velut ad basim vite. Eius
nanqꝫ natura in plurimum et vehementiori extat armonia. Et sic
quando aer est infectus omnes maxime cauere debent a receptōe
illius propter suam maliciam cito naturam penetrantē: et sua ve
nenositate breuiter et subito pernecantem Vt theorice quinto. Et
practice primo. Aer est vna causarum fortium in mutatione: ꝓpter
ineuitabilē ad eum necessitatem. Quia aer amplius cibis et potibꝫ

imutat proprie relatione ad virtutem facta regitiuam que in corde
ffidatur ic. Et sic dicimus cum principe: q aer infectus scdm hunc
modu venit ad cor. et corrupit complexionem spiritus qui est in ipso
et putrefit quod circundat ipsum de humiditate vt accidat caliditas
egressa a natura: et spargitur in corpore toto. Et quis illa caliditas
non percipiatur egredi quantitatiue: tamen multu egreditur qua/
litatiue: propter suam venenosam maliciam 2plexioni humane con
traria. C Et si queratur quare illa caliditas exterius non extenditur
nec tactu percipitur, dicatur q illud accidit quando putredo humo
rum similis fit aeris putredini. Et sic fiunt febres pestilentiales ab
aere infecto/turbido et grosso/vaporoso. quia aer putridus magis
nobis continuus est in impressione: et statim cor petit et pulmonem
vt naturam corrumpere et interficere inde possit et valeat. Et sic
causatur pestilentia aeris proprie dicta: quis diuersis vocabulis di
catur pestilentia epidimia et vndimia. Tamen quantu ad presens
capitulum intelligitur de pestilentia aeris. Cuius causa prima et
fectiua sit ex formis celi et ipsius dispositionibus in isto iferiori in
fluentibus. Sicut princeps Aboaly ardue perscrutauit: cum dixit
Et principium omniu horum sunt forme ex formis celi: cuius euen
tus ignoratur a medicis: ab astrologis autem scitur. C Et hoc suffi
ciat de causa longinqua pestilentie.

Ca. ii. de causa pestilentie propinqua.

p   Q uia diximus de causa longinqua pestilentie: in hoc presen
     ti capitulo dicere volumus de causa propinqua. Tamen di
cere volumus q cause propinque pestilentie absoluatur a causa lon
ginqua: causatiue/dispositiue/vel effectiue. sed cause pestilentie ma
terialiter magis eueniunt a causa propinqua. Igitur cause pestilen
tie propinque: vt plurimu sunt terrestres. sicut quandoq praue pu
tredines accidunt in interioribus visceribus/et cauernis profundis
terre: ratione serpentu/colubrum/et draconu mortuop. vel propter
alia animalia mortua in predictis visceribus et cauernis infecta et
corrupta. aut propter mineras sulphureas/plumbeas/vel similes
venenosas. vel propter carbones in terra crescentes: vt in certis
regionibus vidimus. Siue propter cretam/argentum viuu/aut
alia mineralia venenosa nostris complexionibus contraria. Qua

er aque venientes decurrentes et transeuntes p loca predicta:sunt
sufficientes cause ad generandum pessimos morbos mortiferos et
pestilentiales/ac etiam catarros/ydropifes et fluxus ventris excoriatiuos. quorum euentus ignoratur: nisi recte et ardue speculan-
t.bus. Et sic cibaria/panis hc brodialia ex predictis aquis confecta
et preparata: sunt sufficientia ad corrumpendum corpora nostra e
et ad causandum varias ac diuersas egritudines atq3 morbos pesti
lentiales.et ad ista oculos non habemus. Nunquid dicit Galienus
Nullum dubium est bonus cibus bonum generare sanguinem: et
malus cibus malum sanguinem:Et vt vult philosophus. Alimen
tum conuertitur in substantiam aliti.aliter reparatio humidi radi
calis locum non haberet.et ced.Et sic ratione predictorum multi e
infiniti ad multas et varias omni die perueniunt egritudines. quo
rum euentus illis est ignotus:et per hoc pereunt. i ced.Ultra sunt
alie aque de quibus non curamus:et quibus medici(vt credo) ma
la ab eis venientia et procedentia nescirent pronunciare.Que aque
sunt sufficientes ad inficiendum corrumpendum et interficiendum
vitam vnius regionis maximam partem. Et sunt ille aque pernicio
se/venenose/et corrupte: in quibus ponuntur et proiiciuntur immu
dicie et putrefactiones domorum/latrinarum/et cloacarum/et su-
perfluitates coquinarum/tinctorum et fulonum / ac etiam viscera
boum/piscium et porcorum:necnon piscium infectorum,animali
um mortuorum/atq3 stercorum hominum:ex fluxibus et peste mori
entium inmerguntur corruptiones,ac etiam in predictis aquis mu
dificantur diuersa vasa fetida. lauantur panni linei lixiuiati in ho
nesti,'atq3 omnes homines tam magni q parui omni hora tam de
die q de nocte:omnia sua fetida faciunt negocia.Et multi multa a
lia innumerabilia et inhonesta/corrupta et infecta omni die faciut
vsualia,atq3 in predictis sunt proiecta:ex quibus calamus scribere non sufficit,propter mala occasione predictorum insequentia .
Quare omnes medicine professores qui pro conseruatione generis
humani in veritate longis temporibus studuistis in hoc presenti ne
gocio:huilr et caritatiue ppt reipt vtilitate oiz vror iuoco auxilii
vore icessabili:et nobiscu deo clamem ad bonam i rectam iustitia:vt ca
ritate reipt. xpiauor fratrum nror fauore,et omnipotentissimi amore
vt in hoc,bene/recte et fideliter prouideatur.Et cu in hoc obseti su
erint:non labor erit/immo honor et gloria. Nuquid magnas mer
cedes in celo demeruit: qui gentis plurime in hoc mundo vitam p

longauit? Nunquid videtis nobiles et magnos viros cum pauperibus omni die breuiter mori et obire: quorum magna pietas ex-
stit? ¶ Pro vobis ergo et pro aliis qui in istis casibus potestates
habetis et corrigere potestis: in nomine ipsius boni iesu/ predictorum vicia emendetis et corrigatis. O deus scit qualis biera et cer-
uisia cordialis/ qualis panis confectus / et qualia cibaria ex istis a-
quis cocta preparata et confecta: quod/ quantum et quale nutrimētum in nostris corporibus prestent. Et ideo non est mirandum si
multi ex diuersis egritudinibus infirmantur et detineantur. Ali-
qz tanq̄ a pestilentiali morbo et morte subitanea moriantur et re-
cedant. Nunquid bonus princeps puteorum aquas. malarum ter-
rarum et paludosorum locorum vituperat. ac etiam aquas per loca plumbea transeuntes: acquirentes ex plumbo naturam venenosam sufficientem ad generandū dissinteriam et fluxus ventris san-
guineos excoriatiuos. et multa alia de aquis dicit: que lōga essent
ad recitandum. Sed in hoc loco de alegationibus non curamus. q2
omnes docti viri et experti in hac facultate: huius presentis sermo-
nis veritatem cognoscunt. Quare non in hac ciuitate sola proui-
deatur. sed per oīa loca in quibz xpianoꝝ copia frequētat oī āno in
iesu nomīe et ipsius amore: bona et recta iusticia manum et oculos
ad hoc extendat et dirigat. non solum pro ista egritudine nunc regnante: sed etiam pro aliis egritudinibus celestibus superuenien-
tibus secūdum influentias celestes ratōne diuersorum motuum ce-
lestiū corpoꝝ oī anno ꝯtingētiū: nostroꝝ corpoꝝ alterātiū et ad diuersas egritudīes disponētiū. Et nisi oīpotētissim⁹ hoc ꝓuideat: timēdū ꝫ de aliis piclosiorib⁹ egritudibz aliaꝝ īfluētiaꝝ rōe/ ꝫ eclipsiū
futuraꝝ: ex p̄nti negocio nō existiū. Ex qbz rebz iexposita astrologi
piti ex solaribz marcialibz et saturnis suo loco tibi declarare poterit.
Sūt inq̄ alie aq̄ ex qbz fetide corruptōes eleuāt: sic sūt paludose sta-
gnose ꝫ laciuiales q̄ ad p̄dictas reduci p̄nt: ex qbz eleuāt fumi ꝫ vapores īfecti ꝫ corrupti: rōe quoꝝ vapoꝝ aer inficit et corrūpit. et inde
ex ipsi⁹ expiratiōe: vt dictū est/ nrā īficiuntur corpora. Ultra sūt alie
cause ꝓpique: vt sūt terre ī qbz crescūt herbe venenose corrūpētes aerē
sic cicuta/ laureola ꝫ euruca/ papauer nigꝝ iusq̄amus/ vrtice/ arbores
nucū ꝫ ficuū et siles. q̄re debēt ī circūferētia domoꝝ nobiliū ꝫ citatū
ad posse euitari. Sūt et alie cause ꝓpique et aliqū nō multū ꝓpinq̄
sicut qū vēti deferūt et portāt fumos/ vapores putridos ꝫ corruptos
a diuersis locꝭ ad loca diuersa: ī qbz locꝭ corpa fuerīt iterfecta et occisa

nõ. sepulta nec tumulata. vt Auicenna. 4. quare loca ad q̃ illi vapo
res putridi/corrupti et infecti pueniunt: insicitur et corrūpuntur
et ideo generãtur pestilentia/fluxus vētris et similes. Et sic potest
aduenire ex multitudine animaliũ brutozũ moztuozũ aerẽ inficiẽ
tiũ:quoz euẽtus vt predicitur ignozatur/ab indoctis suple. Etiam
tẽpoze fertilitatis:vt vult Auicẽna et omis sequaces/causatur pesti
lentia et fluxus ventris et similes. Qz moztalitas/id est corruptio
aeris corrumpit arbozes/segetes,et fructus.et sic homines illos fru
ctus comedentes inficiũtur et corrumpũtur. quare generatur ma
gna pestilentia et fluxus ventris,et cet. Igitur bonũ et vtile con
siliũ in hoc esset prouiderè:cp tãta fructuũ copia in hac pñti ciuitate
similiterqz in aliis dimitterẽtur locis. qz bonũ pticulare nõ debet
ꝑcedere bonũ publicũ generale/nec dimittẽdũ ē g̃nale p pticulari.
Deus eũ scit cp tales vẽditozes q̃ fruct⁹/ poma,et pruna /et vuas oi
die vẽdunt pl⁹ de pecunia vigilãt: cp de sanitate curẽt. quare in hoc
vigilẽt qui reipublice habẽt custodiã. quia nunq̃ fit magna copia
fructuũ/quin ex illis comedentes infirmitatibz diuersis detineãtur
¶ Sunt iterũ alie cause valde ꝓpinque:quibz aer inficit et corrum
pitur,et cõmunissimũ fit inter mulieres et ãcillas(si vitatẽ audeo
dicere)q̃ filios + filias corã oi hostio:in vsu reuerẽtie sua inhonesta
faciũt facere negocia. q̃ res vilissima ē et turpissima corã genezosis
nobilibz et trãseuntibz in nobilibus ciuitatibus vti tali infamia:
cũ aialia bruta. vt cati et canes qui ratione carent sua sozdida coo
perire practicent. Absurdum enim est honestis persomis talibz vti.
dimittantur ergo:cum aer inde proueniat malus et infectus. Sũt
inq̃ alie cause propter res viles corruptas et infectas/proiectas in
diuersis locis/vicis et stratis villarum et ciuitatum. vt sunt cati/
canes moztui. et cetera animalia moztua infecta et corrupta/ac eti
am thesauri stercozũ ex pluribus diebus accumulatozum de nocte
ab ollis et vasis suis in vicis et stratis proiedozũ:ratione quarum
superfluitatũ/ac etiã aliarum infectionũ et imundiciap ex domibz
piscatozũ et carnificiũ venientiũ. Atqz oim preparãtiũ cutes/pelles
et corrigiolas quoz oim prescriptoz rõne/et eoz aliop cõsimilium
generãtur fumi/vapores et infectiones cozdibus nostris horribles
apti et sufficientes ad interficiendum transeuntes per vicos:et ad
inducendum pestilentias peruersas et venenosissimas. ¶ Et quia
nulli dubium:vt dicit Philonium,quin corruptio generalis aeris
foztificetur per particularem infectionem et corruptionem. Et sic

cōmū remediū eetaū prēdictū abſtinere: ɇ prᵉcepto ſupioᵣ ɇ iuſticie
ſub magna emēda vicos et ſtratas oī nocte hoᵣa.ix.aut.x.purgare
et mūdificare.et cū aquis claris purificare atqȝ lauare. Et non de
die quia vapoᵣes et infectiones ratione caloᵣis citius mouerentur
Ultra congregatio populi et diuites et pauperes omni hoᵣa deam
bulantes per vicos immediate ratione materie diſpoſite poſſent i-
fici et coᵣrumpi: et ſubito moᵣi. vt multotiens ante iſtud tempus
plures deambulando vidimus moᵣi. ideo de nocte melius et ſecu-
rius fieret.et nō in mane qū coᵣda hoīm ſunt apta. Sunt alie cau
ſe: vt eſt frigiditas conculcans hūoᵣes interius quare hūoᵣ nō pōt
fieri debita reſolutio.etiā ᵱpter oᵖpilatōes poᵣoᵣ,ac ᵱpter humoᵣes
groſſos viſcoſos: rōne quoᵣ partes laudabiles nō ſequeſtrātur ab
illaudabilibȝ.et ſic de aliis ſimilibȝ: que theoᵣicis et ſpeculantibus
pro ſtudio dimittūtur. His igitur bene et mature maſticatis nobi-
liſſimus princeps abohaly ardue dixit. Et principiū oīm hoᵣ: ſunt
foᵣme ex foᵣmis celt, quoᵣ enētus ignoᵣatur ab idoctis, ſuple. quia
verba ſua magna cōtinuerūt ſecreta. Et parce michi ſi ᵱlix⁹ fui: qᵣ
egritudines iſte ſunt tā venenoſe et puicioſe qᵉ cū diſficultate maxi
ma doctioᵣes viri et exᵖtioᵣes inuadere et reſiſtere poſſūt: ideo non
te dedat cauſas cognoſcere ignarus medicus ɋ moᵣbū ignoᵣat ⁊c. Et
ɋbus oībus deſi et primos amātes et diligētes: vos ɋ poteſtatē ha
betis, caritate reipublice et oī potentiſſimi amoᵣe: in hoc oculos ad
uertere dignemini: et iuſticie manū imponere, cum ex hoc bona cō
ſurgat fama: ſaltem amoᵣe illius qui omniū bonoᵣ eſt verus et bo
nus retributoᵣ. Et hoc ſufficiat de cauſa ᵱpinqua peſtilentie.

Ca.iii. de ſignis febᵣis peſtilentialis.

p Poſtɋ diximⁿꝰ de cauſ peſtilētie, nūc dicēdū ē de ſignis febᵣ ᵱſti
lētiaū. Priceps ei ſuo.4.diſ. Hec febᵣ ē ɋeta exteriⁿꝰ ᵹturbās
iteriⁿꝰ. ɋre vult itelligi ɋ i egrotāte et laboᵣāte peſtilētiali febᵣe: nō
ſp pᵣipiꝰ caloᵣ exceſſiuⁿꝰ, nec in extremitatibȝ ſui coᵣpoᵣ feruoᵣ mul
tū intēſiuⁿꝰ. Et rō ē qᵣ febᵣis peſtiū. ſuā radicē bᵣ circa coᵣ.et ipⁱ ſpⁱⁱꝰ
vt ſuoᵣ ꝯntē nature interſicere queat. quare diꝰ Et caliditas eiⁿ ē ū
hemēs iteriⁿꝰ inſlāmās et ᵱturbās: exterius vero mid, dulꝯ, ɇ ſuauis
vt plurimū: et ɋeta tactui ſpēaliter. qᵣ caloᵣ i febre peſtilētiali mul
totiēs tāgēti medico nō iuenitᵣ exceſſiuⁿꝰ, nec ipſiⁿ ꟼgⁿ caloᵣ exceſſiue

eleuatus. Et sic potest dici ꝙ febris pestilentialis sequitur aeris ise
cti putredinē.qz sicut in aere infecto et putrefacto nō ꝑcipitur excef
siua caliditas:sic nec in febre ab eo genita:sequēte ipsius aeris pu
tredinē.Er qua ꝑcipit inflāmatio fortis scōm plurimū pdēs:ꝗ est
ꝗtra dictū.Est ꝗeta exterius. Sed hoc non est ꝓpter excessiuū calorē
gradualiter intensū necessario eleuatū. Sed ē ꝓpter malignos va
pores fetidos et horribiles putridos et corruptos iuxta regionē cor
dis et pulmōis .quare magnificat,eraltat et ꝗtū rigit ipsi⁹ egrotanti
anhelit⁹:ꝓpter calorē extraneū/et flāmā circa iꝑm cor. Uel pōt dici
ꝙ illa magnitudo ꝗtitatiue sm multitudinē vapoꝛ multoꝝ ꝗ ꝓpter
magnitudo nō est exaltatio,id ꝫ in gradū altū eleuatio. Scōm plu
rimū pdens:vt dic̄ Auic̄. Et hoc est rōe maximi nocumēti ex ꝑneis ꝫ
corde.occasioue materie venenose expiratc:iꝑm cor corrūpens et ī
terficiens. ex quibꝫ ꝑcipitur caliditas et inflāmatio fortis. ꝗ pōt
dici qualitatiue magis ꝗ ꝗtitatiue:ꝗuis vtrūqꝫ possit dici. qi ma
gis nocet ꝗ faceret si minori esset ꝗtitatis. ideo scōm plurimū poꝛs
io ꝫ interficiēs.Et ꝓprie cū putredo eius ꝗfirmata fuerit.ꝗ ex seto
re anhelitus cognosci poterit. tunc eni cū illa infectio et corruptio
virtutē vite spm et calorē ꝗnatū destruat et deiciat:febris illa ad ex
teriora extēdi nec expādi ꝑ valet.vt extremitates inde ꝗat et inflā
mare possit. quare dicit princeps. nō ꝑcipit eger. nec tangēs calorē
supple exterius.tū interius interficit et corrūpit:ꝓpter nocumētū
ꝗ virtuti accidit vitali.Et sic esset maior necessitas vapoꝛ putrido
rū expulsio:ꝗ caloris feruētis remissio.Et in tali febre sitis efficit
vehemēs rōe vapoꝛ putridorū circa spūalia multiplicatoꝛ. quoꝛ
etiā cōmunicatiōe inflāmatur os stomachi atqꝫ debilitatur.Et ap
paret siccitas lingue ꝓpter ascensū vaporū putridorū: et ipsoꝛ ve
nenositate.Et sic lingua redditur arida,nigra,et asꝓa.et corroditur
atqꝫ vlceratur:ꝓpter maliciā sumorū ascēdentiū linguā/os/ et pala
tū corrodētiū. ꝗ in tali febre est prauū signū pniciosū et mortiferū
Et nō alteratur pulsus neqꝫ vrina alteratiōe magna: imo aliꝗ et
multotiēs. vt ipe nostro vidimus. vrina est sicut hois sani. cū ypo
stasi.colore et sedimie laudabilibꝫ.Et cū hoc patiens tendit ad mor
tem subitā et velocē.Et sic medici cauere debēt in iudicatiōibꝫ vri
narū. qi vt plurimū decipitur:imo vt dicit gentilis in cognoscen
do tales febres,et medicamina ordinādo:oportet inuestigare quo
modo febris occidit subito apparentibꝫ signis bonis. Et vt narrat
de gasalo, qui de tali febre in die septima. gētili et aliis suū dimisit

baculum. in quo oia signa ante septimũ laudabilia apparebãt. Ni
chilominus illi tanti viri in suo iudicio fuerũt variati ac decepti
in suis applicatiõibz qp egritudinẽ nõ cognouerũt/donec ipm mor
tuũ suis pñtiis videãt. Et poĝ modicũ tpis magna et crudelis de
tecta fuit pestilẽtia. Quare princeps dicit optie. Et hesitẽt medici
inesĝe eius, idi in curatiõibz et suis pulchris pmissionibz. qz multi
pmittũt quod nõ habẽt et nesciũt. vt postea dicetur. Et sic possum9
dicere ad ppositũ: qp illud ptingit ppter debilitatẽ caloris et spũs ĩ
vite radice. nõ valẽtis se ad exteriora extẽdere: in locis quibz calor
et pulsus habẽt pcipi. Et ideo nõ apparet pulsus multũ eleuãt9 nec
alteratus. qz velox, spissus, et submersus: ppter ipotẽtiã nature in
cõplentis licet caliditas interius sit multa et fortis: a qua vt pluri
mũ pulsus ille pcedit. Tñ cõsiderandũ est in pulsu, tpa febris, for
titudinẽ ipsius, et furiositatẽ illius materie. qz qñ signa praua et fu
riosa in principio apparent cũ tremore cordis sincopi et alienatõe
mẽtis anhelitu frequẽti, vomitu et singultu vel suspiriis, et simili
bus: tũc vir doctus et exptus habebit iudicare de pulsu scõm qp acci
dentia erũt magis intẽsa vel remissa. qõ prãdicãtibz dereliquitur
Tamẽ Auic varietates pulsus cognoscẽs: docuit ad anhelitũ recur
rere qp si silet anhelitus: morietur ille patiẽs. qz ẽ signũ qp materia
est iã cõfirmata in corde. Et vrina est sicut hois sani tenẽs cõditões
satis laudabiles. Cuius rõem reddit dyn9 dicens: qp vrina ẽ epatis
supfluitas et venap virtute alteratiua mediãte ĝ precedit in ipsas
venas ab epate. Nocumentũ aũt principale in febribz pestilẽtiali
bus nõ est circa epar. sed est circa cor: tanĝ ad basim vite. Et ideo
supfluitas que ab epate deciditur: nõ alteratur alteratiõe magna -
quare vrina nõ est signũ securũ in talibus febribz. Sed põt omẽs
cõditiones vrine sane tenere satis laudabiles. Et cũ hoc patiens in
extremis laborat. et nõ mirandũ. Nũquid videtis ptisicos et lepro
sos habẽtes vrinas satis laudabiles: et tũ egritudines ille sũt mor
tales: ideo cõsidera. Uariatur inĝ vrina in febribz pestilentialibz
diuersis modis. Aliqñ ei redditur aquosa: propter defectũ caloris ĩ
se. Aliqñ etiã cruditate materie colerice a natura non regulate. Ali
qñ etiã vrina est subtilis/clara/liquida/et tenuis a melãcolia: tõe
frigiditatis dominãtis/et caloris naturalis extingentis. Et sic mul
tosiẽs dũ egrotans preparat iter suũ: vrina ipsius apparet sana
Sunt iterũ Ĝplurima alta signa. vt nausea/casus/appetit9 et sple
nis magnitudo /subeth paralisis et ydropisis siue mollificatio stõ

copis propter nocumētū in corde. alienatio propter vapores leuā=
tes cerebrū. paralisis ac etiā debilitas magna propter defectū virtu
tis aialis. Et ex lesione accidentiū mēbrorū aliop cōpatientiū illi
ex vicinitate propinqua ꝛc. Et aliquando accidunt apata parua tu
bes/liuida et subalbida. et alia apata venenosa/furiosa et fraudulē
ta: et similia que vt plurimū cito apparent in corporibz. et subito
aliqñ euanescunt. In aliquibz etiā fit dispositio similis ydropisi/
fluxus ventris et vigilie prolixe: propter vapores cerebrū ledētes
et corporis mollificatio ꝛc. Etiā alia signa habētur ab exeuntibus.
quia egestiones sunt diuerse. aliqñ spumose/liquefacte et fetide/ co
lerice/vnctuose ac melācolice. et istis similes. Atqz etiam multoti=
ens euomūt humores diuersos: vt est colera melācolia/ et similes.
Et iterū multi sudant sudore valde fetido: sicut vidimus in illa fe
bre pestilētiali rabiosa: de qua in principio huius presentis mēsio=
nē fecimus. Ex qua febre patientes in duodecim horis moriebant
his signis apparentibz: rubedo faciei et oculop/sudor fetidus + vni
uersalis in tanta copia abūdabat: q̃ mēbra apparebāt quasi cocta.
Et in illis qui sanabātur, exiture colerice apparebāt vt varioli pū=
gentes/adurētes, et mordicantes in modū salis et formicap. Et sic
me dicis iterantibus et in diuersis locis practicantibz: multa ac di
uersa signa apparebūt/que nō sunt oīa in libris scripta. qr antiqui
patres nostri nō potuerūt in scriptis oīa redigere nec masticare. Et
sic si alia fuerint signa: istis predcdētibz possūt theorice reduci. ideo
pro pñti de signis febris pestilētialis tibi sufficiat.

Ca. iiii. de signis pestilentie future.

i Quod capitulū si future pestilētie erit tanq̃ pnosticū: qñ signa
subsequētia vel eop plura apparuerit. Quis multoties ma=
gna adueniat pestilētia que sunt nō posse cause intelligi nec signa:
nisi prius rognoscātur motus diuersi stellap et eap cōiunctiōes ad
inuicē que in suis circulis fiūt/et qualitates atqz eap loca. Ex qbus
astrologi habēt intelligere et pnosticare: sicut dicit Ptho9. Optim9
astrologus multū malū prohibere pōt: qd scdm stellas venturp est/
cū eius naturā presciuerit: sic eñ premuniet eū cut malū venturp s
ꝛc. Et sic debemus signa pestilētie sumere. quedā a causa/ et quedā
ab effectu: vt vult Auicē suo quarto cū dicit. Et de rebz que currunt

cũrſu cauſarũ.et ceſ. A cauſa nãq3 puenit diſpoſitionis intentio et
febris.Et ſi cauſa illius peſtilẽtie fuerit manifeſta:vt dic̃ priceps:
indicat indicatione cauſe qz demõſtrat eos qui ſunt cauſa.Et tunc
videt tẽpza a ſua natura mutata valde.qz meliora et ſaniora ſũt tẽpa
illa q̃ ſuã obſeruãt naturã.Et dicit ypod̄.z.afforiſmoꝵ.Mutatio
nes tẽpoꝵ maxie generãt morbos.et ſpecialiter in antũno et eſtate
qz in illis tẽpibus corpora nrã alterãtur valde et debilitãtur.Et di
geſtio vt plurimũ crudificat et corrũpit.Sicut notauit ypod̄ cũ di
xit.Eſtate et antũno cibos grauiſſime ferũt.Quare ex aſſumptiõe
multoꝵ et diuerſoꝵ cibarioꝵ et fructuũ indigeſtoꝵũ multiplicantur
multi mali humores et chimi in noſtris corporibz:q̃ ſufficiũt ꝑ pñt
eſſe cauſa diſpoſitiõis febris peſtilẽtialis.Et frequẽter cũ illa tẽpo
ra fuerint mutata et inequalia a natura ſua/et antũnalia.qz antũ⸗
mus inter oĩa ãni tẽpa eſt magis infectiuus et infirmitatũ ꝓductiuꝰ
Et dicit pater ſenex.In antumno acutiſſime ſiunt egritudines:et
maxie mortifere ꝫ ce.Et ſic cũ videbis curſus ſtellaꝵ et lãpadum ꝑ
aerẽ/et flãmas ignis/vel ſimilitudines ſtellaꝵ cadentiũ aut colum⸗
nas ignis in aere/aut ignes ſaltãtes in aere in modũ capraꝵ ſaltan
tiũ/aut cũ apparuerint ſtelle et comete vt plurimũ ex dñio martis
facte in aere:tunc iudicare poteris peſtilentiã futuram.non q̃ illi
ignes ſignificẽt peſtilentiã tanq̃ ab exalatione calida et ſicca ꝓdu⸗
cti:niſi fuerint coniuncti cũ multis euaporationibz.Sicut dic̃ Ari
ſtotiles.Qñ ex terra multus vapor aſcendit:fit annus peſtilẽtie
Et ſic iſti ignes antũni maliciã demõſtrant et ſiccitatẽ ipſius ſuꝑ
fluã.Ex quo ſequitur q̃ antũnus ſiccus:ad nialas et prauas diſpo
nit egritudines.Qz illi vapores calidi et ſicci qui tanq̃ ſupꝛ ignes
ſiunt:faciũt aerem inferiorẽ ſiccũ/et ſunt eiuſdẽ ſpeciei.Et ideo il⸗
li ignes:vt dicit princeps currũt curſu cauſarũ:non intelligẽdo q̃
illi qui ſunt circa extremũ ignis faciãt hoc ꝓprie.Et habet.4.Me⸗
thauroꝵũ.ſed illi qui ſunt in hoc ſpacio/cũ illis eiuſdẽ ſpeciei.Sũt
et alia ſigna que rõne breuitatis remanebũt inexpoſita.qz intelli⸗
gentibz ſunt ſatis facilia.Et cũ modo eſt frigus/modo calor/modo
tenebroſitas/modo claritas.mutatiões tm̃ diuerſe.vt cum ſigna
pluuie apparent:et in multis diebz/et nõ pluit.Etiã qñ nebule ele
uantur in aere:et fit aer groſſus/ſpiſſus/et caliginoſus.ac etiã qñ
fumi et vapores extranei fetidi in aerẽ conſurgũt/ex quibz aer in⸗
groſſatur et turbificatur.Et q̃uis videat q̃ pluere debeat:nõ plu⸗
it.ſed exiccãtur in aere et in velaminibz nubium ipſius:et pluit vt
b.i.

puluis vel pruiana. et forte cum odoribus horribilibus . Et sic oia
ista predicta indicant pestilentiam futurã. Et similiter cũ estas est
calida/vel cum non est vehementis caliditatis: sed maioris humidi
tatis vel spissitudinis in matutinalibus/et iam aparuerunt ignes
et columne predicti in aere: et post visitationes et insufflatões ven
top australium et subsolariop: tunc expectare debemus pestilẽtiam
futuram. Et cum viderimus etiam abundantiã variolap et multi
plicationẽ morbilop et carbunculop: quop apparitõne cognoscere
poterimus principiũ infectionis aeris. Quia pueri et iuuenes citi9
inficiuntur: et facilius in illis actio celestis pducit effectum/ppter
teneritatem humorum in ipsis contentorum ac dispositorũ. Quia
agens habet agere scdm aptitudinem materie disposite. Ideo caue
re debemus post aduentum predictorum morbilorum et variolap.
quia sunt tanĝ vexilla et principia magne pestilentie. Et sic nota
te aduentum illorum tanĝ pestilentie offertoriũ. Sed ppter ĝ pau
ci sunt scientes nec thesaurum medicine cognoscentes/ac suam ma
trem despicientes: ideo negligunt medicinã que mater est nature .
Quapropter fiunt tanĝ abortiui: et subito sine patre, id est sine re
medio ab hoc seculo ex istis pestilentiis moriuntur et recedũt. Ideo
principia pestilentie notate, vigilate, et videte. quia paucis est ami
ca: et diuites sine mora cum pauperibus interimit. ℂ Iterum sũt
alia signa: vt cum homines in estate de nocte quiescere nequeunt. s
tamen magnam caliditatem non percipiunt. Et hoc est ratiõr pes
sime putredinis. et aliquando aer infrigidatur in nocte valde. et a
liquãdo aer putridus, infectus/et inspiratus ledit corĝuis febrem
non faciat. et ideo fit reuerberatio caloris ab exterioribus ad inte
riora: et sic de nocte infrigidantur extremitates/et interiora calefi
unt ℂ Sunt inĝ alia signa secũdum semitam societatis causarum
non ĝ sint cause: sed causis associantur. Vt vult princeps. Sicut
est apparitio et multitudo ranarum paruarum et crynoidarum su
per faciem terre trepidantium ex corruptionibus procedentium .
Et similiter serpentum a cauernis terre exeuntiũ ppter magnã pu
tredinẽ in visceribus terre existẽtem. Et si causa pestilentie occulta
fuerit: ab effectu sumenda sunt ipsius signa. Si fuerit ab aere infe
cto et corrupto: videbis muscas, vermes/et araneas et alias res si
miles in segetibus/fructibus/et arboribus nascentes et multiplica
tes: que demonstrant corruptionem aeris. Et si fuerit a causa cele
sti: tunc volatilia moriuntur, nidos suos dimittunt, atĝ oua + pul

los suos derelinquunt/ ac illum aerem infectum et corruptum fu
giunt. Et si ab aquis procedat causa: tunc videbis pisces mortuos
in magna copia/infectos atq3 corruptos. Sunt inq̃ alia signa/que
studentibus dimittuntur. Ut de vere et yeme + ceẽ. sed ista pro pre
senti dulciter transibunt: cum sint principalia.

Ca.v.de preseruatione pestilentie.

Edicus enim melius/fortius/et securius humane nature iu
uamentum prestat in preseruando ne ipi nature accidentia
adueniant scena: plus q̃ facere possit in medicando/ post q̃
actualiter egrotare ceperit/et iam infecti fuerint humores. Concos
uati autem sunt philosophi:q̃ aer inter omnia elementa in conser
uatione sanitatis et nature requiritur bonus in qualitate + substã
tia. Sicut princeps scba primi capitulo de mutatiõe qualitatũ ae
ris, et capitulo de elemẽtis. Qd̃ cõfirmatur p Auerroym. Colliget
6 vbi dicit. Sed cum sit in vno aut in alio: tunc pparata sunt/corpo
ra recipere egritudines siue illi cõplexioni. Qd̃ itẽ sentit Auicen.
loco alegato: vbi dicit. Aer calidus dissoluit et laxat. Et tu ibi rõne
breuitatis de aliis qualitatibz plege +c. Quare volumus dicere q̃
principes et magnates/diuites et paupes/iuuenes et senes cuiuscũ
q3 sint regionis in cognitiõe et electõe aeris boni et laudabl'is ma
ximã debẽt habere sollicitudinẽ, et specialiter in tẽpibz infectis et pe
stilẽtia corruptis. Qz egritudines pestilẽtiales que siũt a corrupti
one aeris: sunt egritudines mortifere. qz aer corruptus vel putrefa
ctus velociter cor attingit. Colliget.4. Quare dũ predictus aer fu
erit infectus et corruptus/et corpora nostra fuerint disposita: null
dubiũ quiu fiat adio et passio scõm magis et minus: scõm materie
aptitudinẽ. Qz plures sunt indispositi ppter puritatẽ hũo. Ut re
fert Auerroys.4. Colliget. Et scias q̃ nõ ois hõ egrotat pter muta
tionẽ aeris: sed illi qui ad hoc sunt apti. Et sic in eligendo potum
aerẽ/magna et ardua requirit scia: vt est astrologo et medico. qz
ipossibile est p oĩbus in gñali aerẽ ppriũ et quemiẽtẽ scõm eũdẽ locũ
eligere, tñ ad ãriũ medic' sua scia cause puidere debet. Sicut p fleg
matic' aer calidus et siccus. p coleric' frigidus et humid'. et sic de al
Etiã i oĩbz egritudibz taliter gsiderare debem': q̃ ipe aer sĩ sit mltũ
itẽsus i qlitatibz suis, nec multũ grossus aut tenebros'. neq3 sit ille
b.ii

eui admiscentur fumi et vapores corrupti et horribiles: sed sit cla-
rus/mudus et detectus : vt hoies a longe loca distantia videre pos-
sint:qd est signu verissimu claritatis et puritatis aeris. Et omino
cauere debes in temporibus corruptis et infectis:a fame/siti atqz a
magna et frequeti attractione aeris.qr cantado/laborado et curro
do, sufflando, venando et vociferado:fit magna attractio ipi°aeris
qui cu infectus fuerit:aer imediate cor prtere poterit et pulmonem
Ex quibz sequitur qp multi subito moriutur et pereut:du pplus miratur inde/et no est mirandu. Quare medici solliciti esse debent in
visitando infirmos infectos. et multu cauere debent: ne intret ipo-
rum cameras clausas, du sunt calefacti et sudates:ne aer infect°sua
corpora subintrare possit rone raritatis pororum/et magne attradiois
aeris et frequetie anhelitus. Et sic ante sum aduentu predictas si ca-
meraru faciant fenestras aperire:et cu appropriatis aere redificare
vt nostri moris est.qr de aere scribere dies no sufficeret. Vt aristot
in sius pbleumatibz demostrat. Sed pro puti istud captm obliuioni noli tradere:cu nature humane sit marie necessariu. Quia no pp-
pter lucru:sed ppter reipublice vtilitate scripsimus. Et si longu iu-
uenis chm:paululu requiesce postea plege. Natura eni no vexatur
in diuitias accumulado, nec fatigatur in illas coputando. sed tn di-
uitie paru prsunt:du corpus infirmatur/moritur, aut sepelit. Sed
diuutes ad hoc oculos vertere nequeut:credentes semp viuere. Et
sic de scientiis aut virtutibz veritate negligut: que cu illis demon-
strentur et predicetur tanqp ex trufatoribz garrulant +rident. Quis
in laqueis mortis suspedantur. Vt ait iob Et non est qui de manu
tua possit eruere. Ergo qtm poteris plonga vita cum bono et redo
regimine corporis et aie,piodu determinata erpedado : et no abre-
uiado spm occasione maloru tuoru et regiminis. Et ppter qp diuites
emuli et supbi paru de veritate sciaru sua corpora fatigat aut debilitant. ideo pauperibz istud preses scribitur:qui medicis magnas pecunias parcere nequeut. Igitur ad ppositu etcum ex predido aere i-
fecto videbis mortalitate insurgere : sumu et vtili° remediu est in
principio locu fugere/et regionem dimittere. Quia vt dicit Rasis.
Quato loginus fueris:tanto securius esse poteris. Qui ei est in fra-
ria:in britania no leditur nec infirmatur. Et qui est extra bellu:in
bello no occiditur. Et sic illi qui ante infectone et corruptione: sal-
te qui in principio recedut/nulli melius remediu possunt insequi
Sed qr oes sic facere nequeut: ideo studere debemus in ipsoru pre

feruatione. Primo enim cum omni mundificatione domoꝛ fuaꝝ
ficut ante diximus: ꝙ coꝛruptio generalis aeris/ꝑ particularẽ foꝛti
ficatur Jgitur mūdificētur latrine/cloace/et domoꝛ canales/coꝗ
ne/vafa: et loca oĩa foꝛdida ipfaꝝ domoꝝ: ita ꝙ in omibus domibƺ
non fit aliqua res/aut locus fetens. Qꝛ per aliquam infectionẽ exi
ftentem in aliqua domo: poteft in vno hoie febꝛis peftilentialis ge
nerari/fufficiens magnã gentẽ ꞇ plurimã interficere. Sicut refert
gentilis cum dyno. qui talia fuo tempore viderūt.Ex quibƺ conclu
ditur ꝙ mulieres in pluribus locis vigilare debent in mūdificatio
nibuꝫ et purificationibƺ domoꝝ fuaꝝ: cum res fit vtiliffima et ho
neftiffima.ac etiam dimittere illã confuetudinẽ turpiffimã et inho
neftiffimã/fuoꝛum pueroꝝ fua negocia foꝛdida facientiũ coꝛam no
bilibƺ/generofis et tranfeūtibus in vicis et ftratis ciuitatũ/cum ta
bulis et cathedꝛis fuis fedentiũ : quod turpiffimũ eft oppꝛobꝛiũ et
opus viliffimũ(fi veritatem audeo dicere). Nunquid(vt volfit do
ctoꝛes)redolentia funt coꝛdis confoꝛtantia:fic olentia et male redo
lentia erunt coꝛdi nocentia.Malus eft ille per quem malum venit
Coꝛrige ergo illud/cum ex hoc tibi veniat malũ: ficut tuis vicinis
adueire poteft.Et cum aer ex mixtis fuerit nebulofus/caliginofus
et infectus: homines non furgant de mane/nec feneftras fiue hoftia
aperiant/donec aer fuerit clarificatus. aut cum coꝛrigentibƺ infra
fcriptis redificatus. Et non exeant aliqui de domo tẽpoꝛibus illis
abfꝗꝫ degentaculo vel aliquo alio remedio preaffumpto.Et fimili
ter fiat quando venti fubfolani et auftrales erunt dominãtes et in
fufflantes: de regione ad regionem malos vapoꝛes tranfferentes :
vt refert Galienus febriũ primo.Et fi infectio aeris a caufa fupio
ri fuerit: tunc locus habitatõnis fit circa terrã. nõ tamẽ in loco reu
matico.Uidemus autẽ malefactoꝛes in cauernis/et fures incarce-
ratos tꝑibus peftilẽtie euadere.qꝛ parum ab aere leduntur. Et fi a
caufa inferioꝛi et terre ꝑueniat peftis: tūc habitẽt loca alta.et ĩ do
mibus fuis teneãt: vt plurimũ altioꝛa loca et cameras. et fint fene
ftre habitationũ aperte circa polũ articũ et plagã feptẽtrionalẽ.Et
hoc fiat cũ confilio medicoꝝ et aftrologoꝝ peritoꝛũ.Qꝛ plura iter-
media aduenire poffunt que pro prefenti longum effet fcribere.Ut
habetur tercio Tegni.de regimine conferuatiuo et ꝑmutatiuo.Le
ge ibi.Calidioꝛa eñi coꝛpoꝛa ꝛc.⸿Poft aerẽ vero in ꝗferuatiõe na
ture hūane reꝗrit magna fcia in electõe aquaꝝ ꝟtis coꝛpibƺ fuitẽtiũ
Qm̃ aqua eft.principalius elemẽtũꝝ ꝗdimẽto et ſꝑatõibƺ ciboꝝ et

alimentoꝛum noſtris coꝛpoꝛibus comuenientiſſ.Sicut dicit ariſto
tiles ꝓbleumatũ particula prima.Quia aqua ſit nobis velut eſſet
nutrimientũ.Facit enim nutrimētum per mēbra tranſire.Suſſici
enter enĩ facit nutrire mēbra.qꝛ diſpergit nutrimentũ per coꝛpus.
ſeo tñ non nutrit:cũ ſit coꝛpus ſimplex.Ut habetur cꝓ.de elemen
Coꝛpus enĩ ſimplex nõ cõuertitur ad foꝛmã ſanguineã recipiendã/
neqꝫ ad foꝛmã mēbri hſiani:niſi cõponatur,hoc eſt miſceatur cum
nutriētibꝫ ꝗueniētibꝫ.Et ſic aqua erit ſubſtãtia ꝗ liꝗfaciet et ſubtili
abit nutriēs:vt citius currat ad venas et foꝛamia coꝛpoꝝ.Et non
pōt fieri cõplementũ nutrimēti in noſtris coꝛpoꝛibꝫ abſꝗ eiꝰ aque
auxilio.Ut habet ſcõa ſen.pri.Aqua vnũ exiſtit elemētoꝝ:ꝗ ſola a
qua iter oĩa elemēta habet ꝓpꝛiũ,i/ꝓpꝛietatē.vt in eo qð comedit et
bibitur/igredit ſcꝫ aqua:nõ ꝙ nutriat.ſeo qꝛ nutrimentũ penetra/
reſacit/et eius rediſicat ſubſtãtiã.verũ eſt ſi ipſa aqua fuerit bona
et electa.ſeo ſi fuerit mala et coꝛrupta:tũc erit cauſa infectõis et coꝛ
ruptionis multarũqꝫ prauarũ egritudinũ.Quare ariſtod primaꝝ
bleumatũ dicit mutationē aque eſſe egritudinalē:cõparãdo eã ad
aeris mutationē.Qꝛ ſicut aer pluribꝫ modis coꝛꝛipitur aut altera
tur:ſimili modo poteſt fieri de aqua.Quia aquaꝝ plurime ſũt ſpe
cies.Quedã eſt dulcis bona.amara vero et ſalſa mala.Alia leuis
bona/grauis aũt cõtraria mala.Alia eſt ſubtilis optima/altera ve
ro groſſa peſſima.Alia inꝗ eſt clara optima/et alia eſt cõtraria tur
bida nequiſſima.et ſic de ſimilibꝛ:vt habetur primo et ſcõo noſtri
principis.Sed in aere nõ reperiũtur tot diuerſitatũ modi.Qua
re oĩm principũ medici regales/et ꝗui magnarũ gentiũ ſunt regen
tes ac vitas eoꝝ gubernantes:circa electiones optimaꝝ et cõueniē
tium aquarũ/ardue et profundiſſime ſine negligentia laboꝛare de
beũt.Et ratio maxia in hoc locũ optinet ꝓfundũ.Qm aqua pluri
mũ vtimur:cõſumãdo eã noſtris neceſſitatibꝫ.vt in pulmētis po
tagiis liquidis et brodialibus noſtris.ac etiã in piſces bullieoo/et
carnes decoquēdo.et in oĩa noſtra cibaria preparãdo/panē cõſicie
do/balneãdo/bibendo:et noſtra coꝛpoꝛa puriſicãdo.Quare iterum
nõ minime ſolliciti eſſe debemus erga ipſaꝝ aquaꝝ electionē:maxi
me dũ coꝛpoꝛa noſtra in ſanitate ꝗſeruare deſideramus.Igitur vt
diuites,paupes et nobiles aquã poſſint eligere bonã:et fugere ac
euitare malã/cõdiciones principales elegãtiũ et melioꝛaꝝ aquarũ
ſcribere volumus:viã Princ inſequēdo ſui primi ſen.ſcõa Aque
vero ꝗ ſũt aliis melioꝛes:ſũt aque fontiũ/hoc ꝛ bonoꝝ et nõ maloꝝ

fontiū.sed illoꝛ qui sunt terre bone et libere: sicut illi qui ꝓcedūt a
bono territoꝛio et mediocriter alto et bū currētes. qꝛ eꝛ illoꝛ cursu
bonitatē acꝗrūt et nobilitatē. ℂ Scdo ꝙ principiū illoꝛ fontiū ꝓce
dat a meridie/tendēs ad plagā septētrionalē/aut ab occidēte veꝛsus
oꝛiētalē regionē ℂ Tercio ꝙ aque ꝗ accipiūtur ab illis fontibꝰ sint
distātes et remote ab inceptiōe et principio predictoꝛ fontiū. qꝛ in
eaꝛ decursu purificātur et subtiliātur ab illis ꝗa terra obtinuerūt
Quarto ꝙ illi fontes sint soli et ventis apti et discoopti· qꝛ eꝛ illis
aqua depuratur et nobilitatē acꝗrit. ℂ Quinto ꝙ aqua illoꝛū fonti
um non sit currens, super loca totaliter petrosa. sed supra loca miꝛ
ta eꝛ luto et petra/non lutosa nec paludosa: eꝛ quibus bonitatē ac
ꝗrete valeat. ℂ Sexto ꝙ illa aqua non sit stans in loco fetido/siue
quiescens. sed debet esse in continuo motu laboꝛans siue decurrens
Quare omnes aque generaliter cōmoꝛantes in suis locis non labo
rantes: reprehenduntur et vituperantur. ℂ Septio ꝙ illa aqua pre
dictoꝛum fontium sit cito ab igne calefactibilis, et ab ipsius remoti
one refrigerabilis. Et per hoc demonstratur leuitas aque et ipsius
subtilitas. Vt habetur quinta affoꝛismoꝛum. Que cito calesit et ci
to infrigidatur: leuissima est /aqua suple. ℂ Octauo ꝙ sit aqua sub
tilis clara et liquida / siue limpida. Et per illud cognoscere possu
mus facilitatem digestionis ipsius. ℂ Nono requiritur ꝙ illa in
hyeme sit calida/et in estate frigida. quia hoc significat caloꝛis na
turalis foꝛtitudinem constrictam in hyeme in predicta aqua. Et ī
estate non permittit caloꝛem extrane um in predicta aqua subintra
re. Ideo illa aqua est laudabilis. ℂ Decimo requiritur ꝙ illa a
qua non sit participans aliquo extraneo coloꝛe/sapoꝛe/siue odoꝛe.
Sed requiritur ꝙ sit dulcis/ clara, et munda: a loco laudabili ext
ens. ℂ Undecimo requiritur ꝙ sit valde leuis in suo pondere re
spectu aliarum aquarum. Quia aqua ponderosa bonitate caret.
ℂ Duodecimo requiritur ꝙ illa aqua sit genita eꝛ subtilioꝛibus
leuioꝛibus vapoꝛibus: specialiter aqua pluuie que debet colligi dū
paulatim cadit eꝛ agitatione nubium et impulsióne tonitruoꝛ tēe
estiuali. et ista aqua ab auctoꝛibus laudatur valde. tamen cito al
terationem recipit: cum subtilioꝛ sit et magis aerea et passibilis.
Quia eꝛ diuersis aquis est genita et eleuata atꝗ compolita. sed dū
bullitur coꝛrigitur ipsius malicia. Ralis enim tercio almātoꝛi dicit
Aqua conseruat humoꝛes in coꝛpoꝛe: que cum cibū subtilians ꝑe

b.iiij

alimentozum nostris cozpozibus conuenientisi.Sicut dicit aristo
tiles pbleumatu particula prima.Quia aqua sit nokis velut esset
nutrimentu.Facit enim nutrimetum per mebra transire.Susfici
enter eni facit nutrire mebra.qz dispergit nutrimentu per cozpus.
sed tn̄ non nutrit:cū sit cozpus simpler.Ut habetur cp̄.de element
Cozpus eni simpler nō cōuertitur ad formā sanguineā recipiendā/
neqzad formā mebri hūmani:nisi cōponatur,hoc est misceatur cum
nutriētibz qenientibz.Et sic aqua erit substātia q̄ liq̄faciet etsubtili
abit nutriēs:vt citius currat ad venas et foramia cozpor̄.Et non
pōt fieri cōplementu nutrimēti in nostris cozpozibz absqz ei⁹ aque
auxilio.Ut habet scōa sen.pri.Aqua vnsi existit elemētor̄:q̄ sola a-
qua iter oia elemēta habet ppriū,i/ppzietatē.vt in eo qd comedit et
bibitur/igredit scz aqua:nō cp nutriat.sed qz nutrimentu penetrare facit/et eius redificat substātiā.verū est si ipsa aqua fuerit bona
et electa.sed si fuerit mala et cozrupta:tūc erit causa infectōis et coz
ruptionis multarūqz prauarū egritudinū.Quare aristod primp
bleumatū dicit mutationē aque esse egritudinalē:cōparādo eā ad
aeris mutationē.Qz sicut aer pluribz modis cozrūpitur aut altera
tur:simili modo potest fieri de aqua.Quia aquap plurime sūt spe
cies.Quedā est dulcis bona.amara vero et salsa mala.Alia leuis
bona/grauis aūt cōtraria mala.Alia est subtilis optima/altera ve
ro grossa pessima.Alia inq̄ est clara optima/et alia est cōtraria tur
bida nequissima.et sic de similibz:vt habetur primo et scōo nostri
principis.Sed in aere nō reperisitur tot diuersitatū modi.CQua
re oim principū medici regales/et qui magnarū gentiū sunt regen
tes ac vitas eop gubernantes:circa electiones optimap et cōueniē
tium aquarū,ardue et profundissime sine negligentia labozare de
bent.Et ratio maxia in hoc locū optinet pfundū.Qm̄ aqua plari/
mū vtimur:cōsumādo eā nostris necessitatibz.vt in pulmētis/po
tagiis liquidis et brodialibus nostris.ac etiā in pisces bulliēdo.et
carnes decoquēdo.et in oia nostra cibaria preparādo/panē cōficiē
do/balneādo/bibendo:et nostra cozpoza purificādo.Quare iterum
nō minime solliciti esse debemus erga ipsap aquap electionē:maxi
me dū cozpoza nostra in sanitate qseruare desideramus.Jgitur vt
diuites,paupes et nobiles aquā possint eligere bonā:et sugere ac
euitare malā,cōdiciones principales elegātiū et meliozap aquarū
scribere volumus:viā pprinc insequēdo sui primi sen.scōa CAque
vero q̄ sūt aliis meliozes:sūt aque fontiū/hoc z bonop et nō malog

fontiß.fed illoz qui funt terre bone et libere:ficut illi qui peedůt a
bono territozio et mediocriter alto et bň currětes. qz ez illoz curfu
bonitatě acqrůt et nobilitatě.C Sedo q principiů illoz fontiß pce
data meridie/tendes ad plagâ feptětrionalě/aut ab occiděte verfus
ozietalě regioně C Tercio q aque q accipiūtur ab illis fontib° fint
dißâtes et remote ab inceptiőe et principio predictoz fontiß. qz in
eaz decurfu purificâtur et fubtiliâtur ab illis qa terra obtinuerůt
Quarto q illi fontes fint foli et ventis apti et difcoopti· qz ez illis
aqua depuratur et nobilitatě acqrit. C Quinto q aqua illozů fonti
um non fit currens, fuper loca totaliter petrofa. fed fupra loca miz
ta ez luto et petra/non lutofa nec paludofa: ez quibus bonitatě ac
qrere valeat. C Sezto q illa aqua non fit ftans in loco fetido/fiue
quiefcens.fed debet effe in continuo motu laborans fiue decurrens
Quare omnes aque generaliter comozantes in fuis locis non labo
rantes:reprehenduntur et vituperantur. C Septio q illa aqua pre
dictozum fontium fit cito ab igne calefacibilis,et ab ipfius remoti
one refrigerabilis.Et per hoc demonftratur leuitas aque et ipfius
fubtilitas. Ut habetur quinta affozifmozum.Que cito calefit et ci
to infrigidatur:leuiffima eß /aqua fuple. C Octauo q fit aqua fub
tilis clara et liquida / fiue limpida. Et per illud cognofcere poffu-
mus facilitatem digeftionis ipfius. C Nono requiritur q illa in
hyeme fit calida/et in eftate frigida. quia hoc fignificat calozis naturalis foztitudinem conftrictam in hyeme in predicta aqua. Et i
eftate non permittit calozem extraneum in predicta aqua fubintra
re. Ideo illa aqua eß laudabilis. C Decimo requiritur q illa a-
qua non fit participans aliquo extraneo coloze/fapoze/fiue odoze.
Sed requiritur q fit dulcis/ clara, et munda: a loco laudabili ezi-
ens. C Undecimo requiritur q fit valde leuis in fuo pondere re-
fpectu aliarum aquarum. Quia aqua ponderofa bonitate caret.
C Duodecimo requiritur q illa aqua fit genita ez fubtiliozibus z
leuiozibus vapozibus:fpecialiter aqua pluuie que debet colligi dů
paulatim cadit ez agitatione nubium et impulfione tonitruoz tpe
eftiuali. et ifta aqua ab auctozibus laudatur valde. tamen cito alterationem recipit: cum fubtilioz fit et magis aerea et paffibilis.
Quia ez diuerfis aquis eß genita et eleuata atqz compofita. fed ců
bullitur cozrigitur ipfius malicia. Ralis enim tercio almâfoz dicit
Aqua conferuat humozes in cozpoze: que cum cibů fubtilians pe-

alimentorum nostris corporibus conuenientiss.Sicut dicit aristo
tiles phleumatū particula prima.Quia aqua sit nobis velut esset
nutrimentū.Facit enim nutrimētum per mēbra transire.Sufficiē
enter eni facit nutrire mēbra.q̄ dispergit nutrimentū per corpus.
sed tū non nutrit:cū sit corpus simplex.Ut habetur cap.de elemen
Corpus eni simplex nō cōuertitur ad formā sanguineā recipiendā/
neq̄ ad formā mēbri hūiani: nisi cōponatur/hoc est misceatur cum
nutriētibz ̄ueniētibz.Et sic aqua erit substātia q̄ liq̄faciet et subtili
abit nutriēs:vt citius currat ad venas et foramia corporī.Et non
pōt sieri cōplementū nutrimēti in nostris corporibz absq̄ eī⁹ aque
auxilio.Ut habet scōa sen.pri.Aqua vnū existit elemētor:q̄ sola a
qua iter oīa elemēta habet ̄priū/i/̄prietatē.vt in eo q̄d comedit et
bibitur/igredit scz aqua:nō q̄ nutriat.sed q̄ nutrimentū penetra/
refacit/et eius redificat substātiā.verū est si ipsa aqua fuerit bona
et electa.sed si fuerit mala et corrupta:tūc erit causa infectōis et cor
ruptionis multarūq̄ prauarū egritudinū.Quare aristoē primap
bleumatū dicit mutationē aque esse egritudinalē:cōparādo eā ad
aeris mutationē.Q̄ sicut aer pluribz modis corrūpitur aut altera
tur:simili modo potest fieri de aqua.Quia aquap plurime sūt spe
cies.Quedā est dulcis bona.amara vero et salsa mala.Alia leuis
bona/grauis aūt cōtraria mala.Alia est subtilis optima/altera ve
ro grossa pessima.Alia inq̄ est clara optima/et alia est cōtraria tur
bida nequissima.et sic de similibz:vt habetur primo et scōo nostri
principis.Sed in aere nō reperiūtur tot diuersitatū modi.Qua
re oīm princip̄ū medici regales/et qui magnarū gentiū sunt regen
tes ac vitas eor gubernantes:citra electiones optimap et cōueniē
tium aquarū/ardue et profundissime sine negligentia laborare de
beūt.Et ratio maria in hoc locū optinet ̄fundū.Q̄m aqua pluri
mū vtimur:cōsumādo eā nostris necessitatibz.vt in pulmētis ̄po
tagiis liquidis et brodialibus nostris.ac etiā in pisces bulliēdo et
carnes decoquēdo.et in oīa nostra cibaria preparādo/panē cōficiē
do/balneādo/bibendo:et nostra corpora purificādo.Quare iterum
nō minime solliciti esse debemus erga ipsap aquap electionē:mari
me dū corpora nostra in sanitate ̄seruare desideramus.Igitur vt
diuites/paupes et nobiles aquā possint eligere bonā:et fugere ac
euitare malā/cōdiciones principales elegātiū et meliorap aquarū
scribere volumus:viā Princ insequēdo sui primi sen.scōa.Aque
vero q̄ sūt aliis meliores:sūt aque fontiū/hoc ̄ bonor et nō malor

fontiū.ſed illoꝛ qui ſunt terre bone et libere:ſicut illi q̃i ꝓcedūt a
bono territoꝛio et mediocriter alto et bū currētes.qꝛ ex illoꝛ curſu
bonitatē acq̃rūt et nobilitatē.℃ Secdo ꝗ principiū illoꝛ fontiū ꝓce
data meridie/tendēs ad plaꝗā ſeptētrionalē/aut ab occidēte vꝛſus
oꝛiētalē regionē ℃ Tercio ꝗ aque q̃ accipiūtur ab illis fontibꝰſint
diſtātes et remote ab inceptiōe et principio predictoꝛ fontiū.qꝛ in
eaꝛ decurſu purificātur et ſubtiliātur ab illis q̃ a terra obtinuerūt
Quarto ꝗ illi fontes ſint ſoli et ventis apti et diſcoopti· qꝛ ex illis
aqua depuratur et nobilitatē acq̃rit.℃ Quinto ꝗ aqua illoꝛū foꝛti
um non ſit currens,ſuper loca totaliter petroſa.ſed ſupra loca mix
ta ex luto et petra/non lutoſa nec paludoſa: ex quibus bonitatē ac
q̃rere valeat.℃ Sexto ꝗ illa aqua non ſit ſtans in loco fetido/ſiꝰe
quieſcens.ſed debet eſſe in continuo motu laboꝛans ſiue decurrens
Quare omnes aque generaliter cōmoꝛantes in ſuis locis non labo
rantes:reprehenduntur et vituperantur.℃ Septio ꝗ illa aqua pre
dictoꝛum fontium ſit cito ab igne calefadibilis,et ab ipſius remoti
one refrigerabilis.Et per hoc demonſtratur leuitas aque et ipſius
ſubtilitas.Vt habetur quinta aꝑoꝛiſmoꝛum.Que cito caleſit et ci
to infrigidatur:leuiſſima eſt /aqua ſuple.℃ Octauo ꝗ ſit aqua ſub
tilis clara et liquida / ſiue limpida . Et per illud cognoſcere poſſumus facilitatem digeſtionis ipſius . ℃ Nono requiritur ꝗ illa in
hyeme ſit calida/et in eſtate frigida.quia hoc ſignificat caloꝛis naturalis foꝛtitudinem conſtrictam in hyeme in predicta aqua. Et ī
eſtate non permittit caloꝛem extraneum in predicta aqua ſubintra
re. Jdeo illa aqua eſt laudabilis . ℃ Decimo requiritur ꝗ illa a-
qua non ſit participans aliquo extraneo coloꝛe,ſapoꝛe/ſiue odoꝛe .
Sed requiritur ꝗ ſit dulcis/ clara, et munda: a loco laudabili exi-
ens . ℃ Undecimo requiritur ꝗ ſit valde leuis in ſuo pondere reſpectu aliarum aquarum . Quia aqua ponderoſa bonitate caret.
℃ Duodecimo requiritur ꝗ illa aqua ſit genita ex ſubtilioꝛibus ꝛ
leuioꝛibus vapoꝛibus:ſpecialiter aqua pluuie que debet colligi d ū
paulatim cadit ex agitatione nubium et impulſióne tonitruoꝛ tꝗe
eſtiuali.et iſta aqua ab auctoꝛibus laudatur valde . tamen cito alterationem recipit : cum ſubtilioꝛ ſit et magis aerea et paſſibilis ,
Quia ex diuerſis aquis eſt genita et eleuata atqꝛ compoſita. ſed rū
bullitur coꝛrigitur ipſius malicia.Raſis enim tercio almāſoꝛ dicit
Aqua conſeruat humoꝛes in coꝛpoꝛe : que cum cibū ſubtilians pe-

b.iiii

netrare facit. Sed ppter qp aque conueniētes nec lautabiles in oībus locis et regionibz nō semp ad placitū haberi poſſīt:ideo iplap
loco acciptātur aque ciſternap/ductuū et putealiū. Cuis sint male
respectu aquap a foutibz currentiū. qz ſūt cōſtricte: carētes aere et
motu/terreſtreitates lōgo tṗe recipiētes.quare nō pōt fieri ān ȝīci
prnt aliquali putrefactiōe/qñ extracte fuerūt et cōmote virtute co
gāte:ideo mūdificētur et depurētur ingenio et arte. vt noſtris coz-
poribus minus noceāt.Sicut habet.z.Auīc.caṗ.Aqua.lege ibi.
Et ex iſtis ſūt deteriores q̄ p loca plūbea trāſeūt.aut q̄ in locis plū-
beis reſidēt.qz ex plūbo acquirūt maliciā et naturā venenoſā.qua
reſūt ſufficiētes ad causandū et generandū fluxū vētris diſinteriā
idz fluxū languineū et oppilatiōes ſplenis et siles.Vt vult prīceps
ſuo primo sc ſcdo.Dicimus eī qp aqua frigida cuiuſcūqz ȝdicionis
sit pectozi nocet valde:ſpēalr frigido.qz coartat āhelitūſet materiā
groſſā flegmaticā et viſcoſā in ipſo cōtentā expulſioni facit inobe-
dientē.āplius hūtibz oppilatōes eſt nociua valde.Et illis sītr q̄ apo
ſtemata hūt in viſceribz.Nocet inſṗ ſtomacho frigido et debili.qa
crudificat et debilitat digeſtionē:et caloɀē naturalē deſtruit.Et illi
q̄ in potu aquā frigidā aſſueſcūt:nocet eis/vt paupes facisūt/cuī ꝰp
etas.qz nō nutrit.Et sic iſti vt plurimū icurrūt tremoɀē,ſtupoɀe et
ſētus obliuionē:nisi ꝯplexio fuerit foɀſ et calida.ȝ nocet neruis fri
gidis valde.Lege sexta tercii Princ de ſtupefactiuis Et multa alia
mala ex potus aque frequētia cōi pplo oībz diebz eueniūt.vt tṗe no
ſtro pluries vidimus.sicut ydɀopisis/gutta et palisis/fluxus vētris
colerica et catarrus/appoplixia/litargia et tuſsis/difficultas anheli
tus/calculus et debilitas digeſtionis.et sic de ȝlilibz quop lōgū eſ
ſet recitare.Et sic paupes q̄ iſtis ꝓdictis deſinētur egritudinibz vel
ab aliis sitibz a frequētia.potꝰ aq̄ quātū erit poſsibile abſtinē debēt
Sed aliqñ aqua ꝯfoɀtat oēs virtutes in opatiōibz suis:qñ sunt cū
equalitate.ſcȝ digeſtiuā/retentiuā et expulſiuā.Vt vult Prīcſuo
ſcdo.Tṗe eī princeps nos docuit rectificare aquas turbidas et groſ
sas.cp de ꝯſeruādo iter agentē:vtendo alleis poſt ſūptionē ꝓdicta-
rū aquap/que eſt res valde cōueniēs pauperibz/et nō eſt illis diffi-
cile.qz alleū eſt tiriaca ruſticoɀū.Et sic per predicta oīs vir doctus
cognoſcere poterit qp quādo aqua fuerit impura/infecta aut coɀru-
pta:tunc notabiliter poterit mutare/alterare et coɀrumpere noſtra
coɀpoɀa et diſponere influētie putrefactibili et peſtilentiali.Ideo

respiciãt in hoc et caritate puideãt:qui bonũ reipublice regimen et
custodiã habet. At illi qui bieras faciũt et ceruisias cõponũt. ac eti
am panifces/coci et similes qui oms panes et cibaria faciũt/cõdiũt
et cõponũt ex predictis aquis infectis,olentibus et cozruptis.Stezco
rinis supfluitatibz:q̃ a talibus infectionibz oino abstineant:cum
illud sit et possit esse destructio et perditio multaz gẽtium atqz no
bilium personaz Ex quibus rebus magna pietas existit:cp propter
lucrum quarũdam personarum particularium inficiatur vna re /
gio. Non tantus enim laboz erit dum ad hoc assueti fuerint.Quo/
modo enim potest fieri cp cozpoza nostra insanitate conseruentur:
quando alimenta que recipimus sunt infecta et cozrupta/q̃ in sub
stantiam gliti habent conuerti.Pessima enim medicina est que coz
pus habet inficere et cozrumpere. Ideo de aqua tibi sufficiat. et si
vltra cupis:lege primo et scdo principis,et habebis intentum.Qz
dies non sufficeret ad scribendũ ea que de aqua sunt necesseria . sed
principalia pauperibz sufficiunt:quibus scribere pposuimus.

p   Ostq̃ scripsimus de illis que possunt naturã in generali ma
        gis ledere/debilitare siue inficere: inter oĩa inuenimus coi
tum vnũ ex foztiozibus nature hũane debilitatiuũ:ac ipsius calorĩ
naturalis extinctiuũ.At habet.6.Colliget.Et plurimi sapientũ p
hibent vsũ coitus in cõseruatiõe sanitatis.Qz desiccat cozpus :vir
tutes debilitat et euapozat Qd gfirmat nostri gsiliatorĩ differentia
i z4.Cũ eni excesserit mensurã/licet nõ tãta eo quãtitas vt sãguis
flebotomia/vel aliter euacuetũr. vehemẽtioz tñ inde virtutis acci
dit dissolutio. Theozice.4. Quare noster princeps vicesima tercii
Coitus euacuat de substãtia cibi postremi. quare debilitatẽ affert:
cuius sile nõ afferũt alie euacuationes.Et euacuat de substãtia spũ
um reni plurimã ppter delectationem.Et sic stulti iuuenes atqz se
nes diuersoz ozdinũ multaz qz facultatũ silo capti/et tentatõibus
inebriati:legẽ ac precepta oĩpotẽtissimi negligẽtes/ac dicẽtes se vi
ros potẽtissimos:illi verbo Nõ mechaberis/obligatos.Et vltra q̃
sileo q̃ veris predicatozibz dimitto.Non curãtes illi de aĩe et cozpo
ris pditiõe:insequẽtes illud verbũ Princ. Coitus bonus est ille q̃
sit in boza quã supfluitatũ sequitur euacuatio et ced.nõ respiciẽtes
ad dictũ cõmentatozis:vbi dicit. Sollicitudo diuina cũ nõ potezit
facere secũdũ indiuiduũ aĩal pmanere:miserta est in dãdo ei virtu
tẽ qua possit pmanere in specie.Et sic deus pmisit coitũ fieri in cõ
seruatiõe indiuidui:magis aũt speciei.scõm legem et cõdiciones su

matrimonio requiſitas. Et cum ita factū fuerit debite vt decet:red
dit hominē alacriozem/leuiozem:et melius dozmientem/ingenio
ſiozem/minus iraſcibilem et audaciozē. Excitat calozem naturalē/
viuificat ſenſum/et melancoliã remouet/preſeruat ab apoſtemati
bus genitaliū atqz inguninū/tollit viſus tenebzolitatē/vertiginem
et capitis dolozem/cogitationes remouet/dolozes renum aufert/et
egritudinibus flegmaticis confert:dum caliditas fuerit ſufficiētez
foztis. et vapozes venenoſos a materia venenoſa ſpermatica geni
tos euacuat:dum mediocriter agitur abſqz prouocatōne:niſi a na
tura ſtimulante. Sed cum mutatio in anima manifeſta fuerit/que
per mutationes mozū habebit cognoſci. Nã ſit illo tpe permutatio
coitu:ita ꝙ homo omnino efficitur brutalis:quia inter ceteras paſ
ſiones virtus concupiſcibilis minus obedit rationi. et ceſſ. Quare
Halyabas theozice quintoſait. Bruta mouētur ad coitum ppter de
lectationem ſolum. Et licet plures homines mouētur ad coitum p
pter delectationē:tamē non mouētur legitime ppter liberos pcrea
dos. Et ideo recozdati tanti faſtidii:vt dicit Ariſtotil. et tanti fadti
et extranei/ac tranſgreſſionis dei mandati:a mulieribus precogni
tis fugiunt/et odioſe illas in fine dimittunt quibus antea confun
di fuerunt:poſt actum eozum. ſicut quis timēs dãnificari:cauſã fu
git. Sicut ex amiſſiõe puritatis/virginitatis/et religionis/ac ex de
ſtructõe cozpozis in fine dierū ſuoꝛ:ceſpitãt et lachrymãt. Quare
nõ imerito bonus princeps dicit ſuo tercio Et ppter illud qui plus
delectantur:plus ſunt cadentes in debilitatē: quod poteſt dici coz
pozis et aĩe. Unde tercio animaliū A. Qñ de hoĩe ſyma exiuit mul
tum diſcolozatur et debilitatur ſuũ cozpus: magis ꝙ ſi quadzageſi
es exiret de eius cozpoze ſanguis tantus. Quia res eſt habilitata vt
tranſeat in mēbra Eſt enim emiſſio pure et naturalis caliditatis. ꝟ
animaliū. Et ſic poteſt quilibet doctus vir cognoſcere nocumēta ꝙ
pluzima tã aĩe ꝙ cozpozis generi humano aduenire ex coitu:cũ in
debite et inozdinate fuerit expletus. Uitã eni abreuiat:ſenectutem
ſecũ ducens. intellectũ debilitat/calozē naturalē moztificat ⁊ deſtru
it. Intellectũ/viſũ et auditũ/et oĩs vires vniuerſaliter debilitat/
cauſat neruoꝛ tremozē/ozis fetozē/et cruriũ debilitatē. ipſe paleſce
re facit/colicam inducit et anhelitũ abreuiat rugitũ puocat/hãchs
debilitat et relaxat/ventrē deſiccat/oculos pſūdat:apetitũ deſtruit
et fumos colericos euapozare et agitare facit. Stomachũ debilitat/
alienationē irritat et pectus labificare facit.palpébras oculoꝛ ru

bescere iubet. In leprosis et scabiosis et similib3 coitus nocet. Ut
habet tercia et septia quarti. Coitus eñ mouet materias ad exterio
ra ¿c.Et est oēm corpori dispōem acquirēs prauā.et ad sūmū aīam
destruit:et corpus corrsipit. Et sic sapiētes a coitu cauere debēt:tã
ligati ꝗ nō ligati. Et nō debēt ligati mrimonio illo vti in cōserua
tione sanitatis et speciei/donec habuerint desideriū absꝗ visu/tactu
vel aliqua alia sitipuocatiōe.et nō illud facere stomacho repleto /
nec ieiuno.sed p quattuor aut ꝗnꝗ horas post refectionē.et hoc post
mūdificationē brine et egestionis. Quare dicit Auid. Quã supflui
tatū sequitur euacuatio. Ex quib3 cognoscere potes ꝗ coitus ꝫ res
paruissimi valoris:nisi p cōseruatione speciei. Quare est mirandū
ꝗ multi et tanti viri in hoc mūdo rōe illius sūt tã omētes: ꝗ prece
ptis oipotētissimi sint derogātes. Nocet inꝗ pmaxie tēpore pestilē
tiali,infecto et corrupto:sicut vidimus in multis. Quia mouet hu
morez et materias aperit poros,frequentat anhelitū et naturã de
bilitat Et sic priceps posuit ipsum suo quarto pro vna speciali cau
sa pestilentie:cum dicit. Sicut illa que multiplicant coitū. Quare
ꝭibus pestilētialib3 ac etiã aliis caute et sapiēter ex illo est agēdū
quod tue discretioni remitto. Cōsidera predicta vt doctior efficiar
ꝗ pauci eo vtunt:ꝗn in fine p suo labore etate senili remunerētur
m⁣   Edico eñ nature humane pseruatori recte opādo ꝭibus in
        sectis et pestilētialib3 iubere et pcipere debet:a magnis et
        fortibus exercitiis abstinere. ꝗ p labore et exercitiū supca
lesit corpus:et facit anhelitū frequētare/et maiorē aeris ꝗtitatē at
trahere ac inspirare. Et specialr dū exercitiū fuerit forte et laborio
sū. Ut dicit princeps tercia pri. Exercitiū est motꝰ volūtariꝰ ꝓpter
quē anhelitus magnus et frequēs est necessarius. Et sic rōne exerci
tii magni et laboris:sit illius corporis calefactio et frequētia anhe
litus. Ideo exercitātes et fortiter laborātes:ꝗpellūtur aerē ꝓdictū
inspirare/et magnã portionē ipsius attrahere : ꝗ cū corruptus fue
rit,hꝭores circa cor existētes insiciet et alterabit / et i spūalib3 piter
ꝗtētos.Respiciāt ergo oēs sanitatꝭ pcuratores:ne fortib3 ꝫ violend
exercitiis laborēt. Sed ꝓpter ꝗ plures exercitior iueniūtur species
ꝗ oēs in ꝗseruatōe sanitatis:et ꝭibz pestilētialib3 nō coueniūt Ut
habetur tercia pri. Nã exercitiū aliud est multū/aliud ē paucū.ali
ud est forte et vehemēs.aliud est debile et leue.aliud ē velor aliud
est tardū.aliud est simplex.aliud ꝗpositū ex fortitudie et velocitate.
et aliud est laxū et iter oīa duo extrema repitur equale. Et sic omis

vir sapiens poterit scdm suas virtutes inter omnia ista predicta eli
gere mediu:considerado tempus/etate/et regione/cople rione/vir
tutem et consuetudine:oia mature prescripta masticado, non mul
tum curredo/equitando/aut vociferado/bellado/onera portando/
siue coreando. nec ludedo/saltado aut fortiter laborado. Quare ite
rum omnes cauete debent ab omibus fortiter comouentibus et ca
lefacietibz:ppter causas pdictas. Et sapieter exercitio vtatur medi
ocri ac debili:et in loco teperato. non soli/aut magno calori exposito
Qz cu corpus humanu debito regimine vtitur/exercitiu aptu,ipm
est ab egritudinibz pluribz preseruare. Sicut dicit gastinus. Exer
citia sunt laudabilia et vtilia sanitati custodiede: du ante cibu fue
rint. Qz per hoc viuisicatur naturalis calor. et a corpore euacuant
supfluitates/atqz mebra calescut. non tn ex eius potetia:sed actu. Il
le ergo ab exercitio abstineat: q sanitate carere desyderat. Ut vult
princeps tercia primi:du inqt. Exercitiu aute relin ques:in ethica
frequeter incurrit. qm mebror debilitatur virtutes:propterea q mo
tu dimittut,q inatu eis defert spm:q vite cuiusqz mebri instrumen
tu existit. Et sic clare cognoscere potes q exercitiu in sanitate custo
dieda est valde laudabile:du fuerit teperatu. Sed michi dicere po
tes q vulgus et pauperes exercitia fortia dimittere nequeit/cu ex
illis et maximis laboribz sua vita habeat sugl atqz trahere. Verbz
sed minus eis nocet ppter gsuetudine/q delicatis et nobilibz inal
suetis. Qz vt dicit ysaac. Cosuetudo est scda natura. Phus vero di
cit:altera natura. Tu no sequtur qn ex eis multotiens ledatur et de
bilitetur:vt oi die videre possumus. Quare rationeet doctrina vti
debent:vt non laborent multum supra repletionem: minus aute
super vacuitatem. Et anteq exercitentur:mundificentur intestina
corpus/et viscera a suis superfluitatibus. Et sic exercitium fieri de
bet moderate. Et Auerroys sexto Colliget dicit. Quantitas vero
exercitii est quousqz homo sudare incipiat/et anhelitus augeatur/
et calor corporis incipit rubificari. et cetera. Et quando ad hunc p
uenerint terminu: debet sedari. Quia exercitia fortia corpus eua
cuant multu/et calorem debilitant ac spiritus dissoluut:et sut cau
sa magne attractois aeris. Et sic qu aer fuerit isea et corrupt ex ipis
attractoe ificisit + corrupit corpa nra dispoita. Sz qr respectu cople
rionu exercitia debet pporcionari: ideo dz q flegmatiq reqrit exercitiu
maius/deide saguieis,mino colerie:vt z pri. Hutib cplexoez calior
exercitibz aleuiadu. Colerici ei + sicci:ideo K. melacoliq aut ceter pibz

exercitiu minime conuenit:cale factiuu et refolutiuu. qz vebilioribz
vebiliora copetut exercitia. Et fic diuerfa corpora diuerforqz regi=
nu/coplexionu et etatu:diuerfis exercitiis/debilibz/fortibz aut me=
diocribus funt exponenda Et fi vltra defyderas: lege tercia primi
et fecunda eiufdem:et vide ea que dictafunt.

¶ propter qp quies exercitio videtur cotraria:itro dicere pf
fumus qp quies quietata et nimis vfitata:infrigidare poteft
noftra corpora:cu no viuificet calore naturale . qa fuperfluitates
noftroru corpoz non refoluit,nec opilationes aperit/ aut humores
frigidos diffoluit; quare turpitudo corporibz multis acquiritur et
flegmatica carnofitas. et facies eor tanqp ydropicor aut fiftulanti=
um apparent cu coloribz albis cincinis impuris : vultibz incarce=
rator fimilibz. Et hoc ratoe virtutis digeftiue debilitate ppter domi=
um frigiditatis et priuatione caloris Ut vult Auicena fcda primi
Quies vero fpett infrigidans ppter priuatione viuificatois calori
et ppter coftrictione que eft fuffocas et humectas ppter defectu re=
folutionis fupfluitatu. Jdeo cauere debet nobiles,diuites et taber=
nar vifitatores:qui cunctis diebz abfqz laboribz et exercitiis in de=
te fuauiter et deliciofe viuut:multiplicates malos humores in fu=
is corporibz,et extinguetes calore naturale:credetes ipm fortifica=
re. Sicut dicit oyogenes. Ex multa congerie lignor fuffocat ignis
debilis:fic et ex multa cogregatioe cibarior mortificatur calor na=
turalis.Ex quibz fequitur qp multi ratione gulofitatis : et exercitii
defectus/ab hoc feculo morte repentina recedut. Sicut vidim^nro
tpe pluries ingulofis,bibulis,t ebriofis:q immediate poft crapulas
magnas,omiffis exercitiis in appoplexias inciderut:et fubita mor=
te obierut Jgitur teperate laboretis:vt vita vra in bonis operibz
prolongetur inde. qz quies infectioni et corruptoi difponit hfiores

¶ Onferuatori fanitatis:legitimu eft ex balneis aliquid breui=
ter fcribere. cu ita fit qp maior pars him illis vt plurimu vtra=
tur importune ¶ Balneor aut: vt vult auicena fcda primi. multe
funt diuifiones. Quoda eft calidu igneu: vt funt furni/ fornaces t
eftuarii:que calide coplexionis exiftut et ficce . et fatis flegmaticis
copetunt et egritudinibz frigidis. corporibz ante mudificatis t eua=
cuatis:cu confilio peritor medicor prehabito. ¶ Aliud eft aereum
vt funt eftuarii humidi/qd eft calide et humide coplexionis:qd cer=
tis teporibz conuenire poteft colericis et melacolicis:cu condicioni=
bus requifitis antecedetibz.et no abfqz cofilio viri prudetis. ¶ Et

inqɤ aliud balneū: et est duplex. Quoddā est quod ex aqua dulci sit
solūmodo/seu cū aqua dulci in qua ponitur et bullitur res diuer
se. vt sunt herbe/species et pul. similes diuersaɤ nāturarum. Et a
liud est quod fit ex aqua salsa marina sulphurea vel alumiosa et ex
multis aliis similibʒ. Ut princeps scōa primi dicit. Balneū quoqʒ
differētias habet/a parte aquaɤ q̃ in ipso fluūt. lege ibi. Sed nostɤ
pns negociū nō est loqui de balneis oīno in gñali: sed magis parti
culariter inq̃tū balnea pūt esse causa dispositiua hūoɤ ebulitōis et
proɤ apertōis. Ut habetur. 6. Col. Et auicē. 4. cū dicit. Et corpora
dilatatoɤ poroɤ humida multe balneatōnis. Quare vult intelligi
eɤ ex vsu balneoɤ agitātur hūores iñ corporibus et ebulitur atqʒ
apitur pori et dilatātur: rōe quoɤ aer infectus et corrupt⁹citius ⁊
facilius pōt in nrā corpora penetrare: et suā venenosissimā adionē
iprimere: si fuerit dispositio. Et sic clare vidē debes q̃ balnea estua
rii siue stuphe tpibʒ infectis et suspectis nō coueniūt: cū nō coueni
ant tpibus sanis: nisi cōdicionaliter. Qō pʒ p Auerr. 6. Colliget: cū
dicit. Et hec actōes nō fiunt nisi in corporibʒ tusidis. Et subdit. Et
scias q̃ oēs partes balnei in corporibʒ puris bonas actiōes opātur
Et sic intelligere debes q̃ balnea pūt iuuare cōseruando naturā in
sanitate post vdificationem corporis. sed ante aut postq̃ corpa sūt
repleta vinis et cibariis/siue multū vacuis: nocēt balde. Et qd di
cemus de istis q̃ tā ardenter nostrie diebʒ i stuphis/balneis/⁊ estua
riis delectātur: et quasi omōs cuiuscūqʒ cōdicionis sint aut sex⁹ post
q̃ fuerint repleti bonis vinis et cibariis: sine puisione aut discreti
one ad predicta loca sordida et fetida circūfluūt ac cōcurrūt: nō cu
rantes de sanitate corporis et aīe/qd turpissimū si est: et oīpotentissi
mo(vt credo)odiosū. Et deus scit que ⁊ qualia accidētia turpissima
aduenire vidimus ex predictis hoc pūti anno/ q̃ p honore humani
generis tacētur. Uos ergo diuini euāgelisātes et sacrā paginā pre
dicātes: incessabili voce bone et fidei iusticie clametis: vt tā opa se
tida, sordida et abomiabilia a bonis et fidelibʒ psonis remoueātur
et separentur. Nūquid esset melius domos illas cōburere: q̃ tot et
talia peccata oībus diebus in illis ppetrare? Discretioni nostroɤū
superioɤ relinquitur/qui boni reipublice sunt gubernatores. Qua
re Auicē. suo. 4. verbis breuibʒ optime et psūdissime dicit. Et cor
pora debilia, idʒ p coitū et balneū debilitata/iteɤ patiētia sūt ex ea
sicut illa que multiplicāt coitū et corpora dilatatoɤ in aptoɤ poro
rū ratiōe agitationis laboris et balnei, humida .i. hūefacta/debilita

ea et molrsicata. multe balneatiõis/id z multoz balneoz et ctuphaz
frequẽtatiõis. ꝛc.Et septimana tibi nõ sufficeret ad ea q̃ balneis et
ctuphis cõpetere pñt. Ideo anteq̃ ad hoc ꝓperes:ab illis doctis vi
ris nostre facultatis require cõsiliũ. vt possis sanitatẽ ꝯseruare.
Ɛ   Onueniẽs est nature hũane ꝑseruatozi principalioza et cõue
       niẽtioza q̃ ex sõno et vigilia àccidũt scribere:diꝗ auer.6. Col
liget. Opatiões sõni in cozpozibz:sũt digestio et hũectatio. Qõ con
sirmat auiꝗ scõa primi: cũ dicit. Sõnus oẽs opatões efficit foztes:
ꝓptea qz caloze cõtinet innatũ:specialz cũ fuerit recte et debite ꝯple
tus. nõ imediate post repletionẽ/nec etiã sup vacuitatẽ. sed cũ cibz
ad fundũ stomachi descẽderit/ãplius sõnus dz esse quãtitatiu⁹ secũ
dũ cõplexionẽ, etatẽ et tp̃s:nõ resupine dozmiẽs. qz illud preparat
nos ad multas et peruersas egritudines. Vt habẽt tercio et primo
Auicẽne. Fozma igitur sõni sit primo sup latus dextrũ: deinde sup
sinistrũ latus reuoluẽs. et in principio sõni nõ esset irregulare/ ve
trẽacquiescere lecto. per hoc eni posset caloz foztificari.Et non doz
miẽs sit in die:nisi sõnus noctis precedẽtis esset vicarius. Et si fa-
ctũ fuerit ita:effectus verboz principis adueniẽt:sicut dicit secũda
primi. Cũqz sõnus materiã inuenerit aptã ad digerẽdũ et maturã
dũ ad sãguinis naturã eã cõuertit et calefacit ipã am. et trãsit caloz
ꝑ corpus,et calefacit corpus caloze naturali. Et hoc cũ fuerit cõple
xionaliter et tẽperate factus. Siꝗ habẽt Colliget.6: Et sõnus ipsi⁹
necesse est vt sit tẽperatus scõm exigẽtiã nature ꝛc. Sed cũ sõn⁹fue
rit plixus/multiplicatus,aut diurnus tp̃ibus illiciꝗ fact⁹: vt faciũt
nobiles,generosi et mulieres:q̃ suis tp̃ibz i solaciis/ ludis et ꝼtiosi
tatibz noctẽ vertẽt in diẽ. Vt vidim⁹tp̃ibz elapsis cũ regibz et regl
nis,ac cũ magnatibz q̃ talia fecerũt: et post modicũ tp̃is i variis et
pessimis accidẽtibz ceciderũt:ex q̃bus multos laboze sustinuim⁹
eos ꝑseruãdo et deliberãdo. Et sic se disponsit muld et picrosis egri
tudinibz inumerabilibz. ac etiã flegmatiꝗ et ydzopiꝗ ꝛc. vt habẽt.6
Colliget.Et qñ supfluit sõnus:caloze extiguit naturalẽ,et corp⁹ in
ducit ad tumidã dispõem.Quare priceps diꝗ qp̃ lõg⁹ sõn⁹ et supfluⁿ
debilitat b 'tutes aiales:et grauedinẽ i capite gñat,atqz multiplicat
egritudies frigidas et flegmaticas.et vigilie faciũt q̃riũ. qz desiccãt
marcescũt et corp⁹ꝯsumũt. Nã sicut sõn⁹hũectat.p q̃riũ vigilie de
siccãt. et i reumatismo satis bñ cõueniũt fluxu/cũ modzamie. Sed
cũ vigilie supfluerit/desiccãt cerebrũ/debilitãt sẽsũ,adurũt hũoze s
ꝼt timidũ faciũt hoiem atqz melãcolicũ.Et sic dz Coll.h.Et vigilie

operationes sunt dissolutio et consumptio. Et subdit. Et qñ vigilie exuberant, corpora desiccãt et calorẽ dissoluũt naturalẽ: et calorem accidentalẽ inducũt. Quod cõfirmat Auicẽ. Cũ aũt sunt multe, cõplexionẽ corrũpunt cerebri aliquo siccitatis modo. et debilitãt
ipm et cõmiscent rõem et adurũt hũores et egritudines faciũt acu-
tas. Et sic sõnus quieti est valde sitis: et vigilie motui. Ideo cõsidera predicta + i sõno atqz in vigilia teneas mediũ. Tñ aduertere debes ꝙ in oibus tẽporibus corruptis et pestilẽtie, sp tenere debes ma-
iorẽ latitudinẽ exiccatõis plus q̃ hũectatõis. Et sũt ꝟba auicẽ suo. 4
C Preseruator inꝗ de accidẽtibus aie interdũ habet interrogare.
Et vtinã patiẽtes et egrotãtes ita essent obediẽtes in illis sicut et i
ceteris rebus nõ naturalibz. Quare opportet medicũ prudentẽ esse
natura: et cõsiderare modũ, oculos et faciẽ egrotantiũ. ac etiã velo-
citatẽ et tarditatẽ rũsionũ eorum. et inter oĩa respiratões longas eop
Et tunc si fuerit peritus in arte: in breui paucis verbis de gaudio,
ira aut tristicia habebit iudicare. Sed qr in istis sũt diuersi motus
Vt habetur scđa primi. Sicut in ira mouetur calor et sanguis ad
exteriora: et color efficitur rubeus. et ex ea causatur tremor arxietas
et febris. Gaudiũ eni temperatũ iuuat. et letari iu rebus honestis
iuuat. Et sic supfluus et inordinatus motus spirituũ ad exteriora
in gaudio quo interiora remanẽt spiritibz depaupata et spũs in interioribus resolufitur: est causa mortis aut sincopis. Vt colligere potes secunda primi nostri principis. Tristicia et timor satis coueniunt: eo ꝙ in ambabus, calor, sanguis et spiritus reuocãtur ad intra
ex quibus multotiẽs aduenit ꝙ plures perduntur moriuntur: aut
ị;ı despationẽ cadũt. et alii siũt amẽtes, furiosi et melãcolici: vt oibus diebz videre possumus expimẽto. Tñ motus tristicie, et timo-
ris differũt. Qr in timore fit subito motus interiora petẽs. Sed in
tristicia fit paulatim et successiue. Vt vult Auicẽ scđa primi: vbi
dicit. Motus vero ad interiora, aut est subito sicut cũ timor adest,
aut est leniter et paulatim cũ adest tristicia. Quare omñes diuites et
pauperes, clerici et laici, iuuenes et senes, viri et muliere s mirabiliter cauere debent ab ira, gaudio et tristicia, et a timore, angustia,
et verecũdia. atqz etiã a nimia sollicitudine et fallis ymaginatõibz
Qr cũ nõ fuerint cũ discretione tẽperata, aut moderamiẽ facte aut
explete: absqz dubio in corporibz hũanis maxia et periculosa inducẽt
nocumenta: vt centies vidimus aduenire. Igitur ab illo caueant
omñes: et maxie colerici et melãcolici radicaliter, tanq̃ a latronibus

et inimicis interficientib3.q2 ex illis multi subito mo2iū tur.alii ef
ficiūtur melācolici/furiosi.et alii in ethicā siue cōsūptionē iciōfit.
Et sic obliuioni nō tradātur predicta et silia tp2ibus infectis et pe
stilentie.q2 rōe prescripto2 co2po2a alterātur resoluūtur ac debili
tantur.quare siūt ebullitiōes/indigestiōes/et spūum̄ gmotiōes.et
sic generātur dispositiōes pestilētie generi satis cōueniētes.Ioco
tristes vigilate in gaudio:et irascibiles nolite peccare,io nō mane
re nec cōtinuare in feruo2e ire et calo2is:cū co2po2i et aie noceant.
Et sic quis aucto2es ex precedētib3 in libris suis diuersa faciāt cap
tū voluimus p p̄ūti ea:rōe cōueniētie nocumēt op sub vno repone
re capitulo.de inanitione et repletione p p̄ūti nō curamus.

Ca vi.de p̄seruatiōe pestilētie p cibaria.

Reseruato2 aūt.nature tp̄e suspedo et pestilētiali o2dinare
debet potus,cibaria/et nutrimēta cōueniētia illi disp̄olitōi
et cōgruētia.Panis ergo sit m̄ūous sufficiēter fermētatus
ex vna duab3 aut trib3 diebus coctus.et sit frumentū illius panis
a terra bona et libera colledus:in qua terra illo āno simus aut ster
co2a nō fuerūt posita:et nō comedatur calidus sicut est,vt vult p2ē
ceps suo scdo.Q2 calidus a natura nō est receptibilis.neq3 q̄ de fur.
no aut de silibus accipitur.Est eni malus:generās sitim caliditate
sua.et ap̄ter suā vapo2osā humiditatē in stomacho natat.et comi
dentes illū cito satiātur:q2 fit tanq̄ spongia inflatiua in stomacho
et satiat pp̄ter illud.Et tn̄ oēs desidetāt panē mollē et calidū:quis
eis nō sit salubris.imo nocens et cōtrarius.Auicē.z.Panis autē
azimus oppilationib3 et lapidē hūtibus nō est cōueniēs.Sicut dit
auid.et.6.Colliget.Sed panis azimus est viscosus et grossus et ced
Eodēmodo nō est bonus q̄ nimis est fermētatus.q2 ad hūmo2es pu
tridos trāsmutatur pp̄ter calo2ē extraneū.Et sic elige panē cōuent
entē.et q̄ panifices illū faciāt ex aqua eleda:vt dictū est ante.Po
tus aūt debet esse salubris:sicut potest fieri.sed paupes nō possunt
eligere.Ideo illi qui sunt assueti aquā bibere:eligāt aquā ex fonti
bus vt dictū est supra.et si aqua esset valde mala:bulliatur cū luto
laudabili/et resideat post:deinde vtātur ea.Et nō esset malū pone
re aliquā partē aceti cū predicta aqua/dū cōplexio/etas et tp̄s p2sen
tireut.Et caueas a potu aque post exercitisi/balneū/aut post nimiā
calefactionē:et p̄p2ie dū vēter est vacuus et stomach9 ieiun9.Mul

tos eni perire vidimus ex nimio potu aque sup calefacctioné. Jsta
verba sunt auic tercia primi. Sed qz diuerse sunt regiones:et sic di
urrse cósuetudines. Uicini eni nostri nutriti sût sincera: et tñ docto
res quasi nullã ex hoc fecerût méstioné. Quis dicere possimus qp rõe
cósuetudinis illis efficitur salubris/plus ❡ alius pot⁹ ex pomis me
diocriter acetosis specialr. Et michi videtur(saluo meliozi iudicio)
qp multũ trãsit aquã in bonitate. Mesue eni laudat sirupum ex po
mis acetosis in preseruatione pestis/ et de dulcibz contra sincopim
et debilitatem cordis:ideo specula. ❡ Ju aliis partibus bibunt cer
uisiam siue bieram. et Quis Rasis illas non habeat in suis recómen
dationibns:tamen possunt cóuenire ratione vsus:vt dictñ est/quã
do fuerint ex bono et puro ozdeo vel frumêto absqz aliqua alia mi
xtione facte cum lupulis: biera specialiter. et qp sint clare et munde
non turbide/spisse/aut grosse siue noue nec multum antique. Et cñ
experientia vidimus pueros et viros ex illis nutritos: validos et
potentes qui mediocriter et mésurabiliter illis sciebãt vti et alii q
sine mensura ex illis ceruisiis bibebãut:apparentie diuitiarum in
eis fulgebant tan❡ fuissent ex saphiris smargdis et rubinis in faci
ebus oznati. ❡ Jn aliis pártibus semper bibunt serum lactis/et co
medunt lac et caseum/et tñ lac et casefi vituperamus.et illi sût ala
criozés/fozciozes/et audaciozes cómuniter omnibus aliis.Et sic sp
medicus hábet considerare tempus/etatem et regioné/qplexionem
materiã/peccãtem et egritudiné atqz consuetudiné:et his bene ma
sticatis habet medicari et dietare. Quia plures sunt regionesque
diuersa tenent regimina:et tamen oms viuunt scõm suam consue
tudinem et naturã. ideo practicantibus derelinquitur. ❡ Sunt eti
am alii qui nunqp a natiuitatibz suis biberunt aliñ potñ preter vi
num:vt sunt nobiles/principes/et diuites. et tamé auicéna vitupe
rat vinñ:cum dicit. Balneum neqz vina. Et si medicus ab illis vi
num substrahere vellet:fozte illos peioza faceret icutrere nocumé
ta. Jdeo studere debemus in electione vinozum couenientisi. ❡ Jl
li enim qui calide sunt cóplexionis et qui capita habét debilia/ aut
qui subiect sunt oppilationibz calculo vel egritudinibz flegmatid
vt⁹ pñt vino albo cñ discretióe medicit êperato:habêdo respectũ ad
territozifi/cóplexioné/et egritudiné/et ad alia sifia. Dicit ei princ.
tercia pri.Uinñ vero albñ et subtile calefactis ē mellus. Nó eni ca
pitis efficit doloré.sed fozte hũectabit/s doloré capid alleuiabit. Et
sic illi q calidesãt qplexiõis et colerice aut q epar hñt inflãmatñ na

turaliter fiue accidētaliter/ vel q̃ febricitāt tp̄ibȝ calidis et regiōibȝ
filibus habitāt:q̃ a vinis abſtinere nequeūt/cū diſcretōe expti m̄e
dici eɣ vino albo in iefu noīe bibant tēperate.ẜTū auɣq̃ aliud vinū
maɣie laudat.et iudicio meo eſt melius in generali: h̄ndo reſpectū
ad diuerfas regiones/egritudines/et cōplexiones.qi forte eſt et dū
rum habere fp̄ ad manū vinū cōueniēs p̃ oibus in generali . Et fic
princ̄ dicit. Et fcias etiā q̃ eɣ vinis illud eſt melius q̃ inter vetu
ſtatē et nouitatē eſt equale. et eſt clarū q̃ ad rubedinē trahit bonū
habens odorē/equalis faporis:et q̃ neqȝ eſt acre neqȝ dulce. Et p̃ r
hoc vina noua/turbida/et groſſa/nigra/acetofa/atqȝ dulcia vitupe
rantur omnia. et tēpore peſtilētiali nō conferūt nec conueniūt: ni
fi pro certa alia fuerit caufa. Et fic vinis aſſueti cū medicis habent
frequentare:vt ipfis vinū p̃priū eligant fcōm regionē/ complexio
nem/et etatem. et forte fcōm egritudinēdum fuerit neceſſitas .Et
fic princeps optime diɣit/neqȝ vina:termino generali. quia plures
bibunt omni die vina maluatica/baſtarda/ac mufcadellina/atqȝ
alia vina. vt de greco et de romania: ẜ ſtomacho ieiuno quod eſt il
laudabile et tamē bene(vt diɣimus)fe habent. Ideo confidera con
fuetudinem et regionem . quia fi illud hic faceremus: nulli dubiū
quin nobis aduenirent accidentia mala propter inconfuetudinem
fpecialiter.Et cōfuetis poſſumus vina electa/munda/et clara :me
diocritatē tenentia et fufficiēter limphata concedere: maɣie ab aua
ra manu fūpta.Abfurdū eni eſſet totaliter vinū ab eo auferre: qui
fua mēbra eɣ illo a natiuitate nutriuit. Sed arabes nō habēt vina
nifi valde calida/et regio nō illa p̃mittit. ideo fequitur: neqȝ vina.
Sed nos qui fumus in regione fatis frigida et vina noſtra in cali
ditate nō multū excedunt:q̄uis fcōm magis et minus. ideo poſſu
mus illis vtifecurius:vt fupra diɣimus.cum a vino multa p̃ueni
ant iuuamēta:qui illo fapiēter fcit vti.Q̃ teſtificat yfaac particu
ribus dietis:cū dicit.Uinū bonū dat nutrimētū corpori/fanitatem
reddit et cuſtodit.Et fi accipiaſ fcōm q̃ oportet et q̃tū natura vale
at ferre: digeſtiuā cōfortat virtutē. et nō folū in ſtomacho: veɣetiā
fcōam digeſtionē que ē in epate.Et fi vltra cupis:lege yfaac in die
tis/et inuenies p̃pofitū.ẜTamen non fis audaɣ cū illo nifi cū tēpe
ramēto et moderamine. q̃a q̃ exceſſiue eo vtitur: perdit honorem/
fenfum et intellectum/cōmouet humores in corpore:et illorū facit
ebullitionē/corrumpit famā/deſtruit burfam/et ledit animam.ge
nerat paralifim/prolificat guttam/catarros augmentat/deſtruit
c.ii.

appetitū/febres cōmouet/epar calefacit et renes/luxuriare facit:in
famiā producit.et ex sapiētiozibz stultiozes efficit.Et sicab illo tē
pozibus pestilētie/aliisq3 similiter nisi mediocriter:tanqp ab homici
da caue . Cibi afit cōueniētiozes et meliozes:sunt cibi bone ı leuis
digestionis/corruptiōi resistētes.nō faciliter corruptibiles ı qui in
tpe pozdinē et cū mēsura accipisitur Dicit enī ysaac in suis diecis
particularibz. Laudabiles enī sunt pulli masculi cātare incipiētes
Alio passu.Pulli gallinarū leuiozes sunt digestioni ceteris volatili
bus domesticis tc.Item.Galli enī castrati oībus volatilibus sunt
vtiliozes.Laudabilius enī nutrimentū et pfectū sanguinē generāt
quare bonū est vti illis/fasianis et pdicibus et starnis.Et iā cunicli
iuuenes/capreti et capreoli/galline palumbi et merūle ı lepusculi
iuuenes/pauones iuuenes et mutonine carnes et siles cōueniūt cū
aceto.aut cū acetosis cōdite et preparate scōm ozdinē et modū cōue
nientē.vel scōm qp dicit ysaac cap.de artificiali nutrimēto.lege ibi
et nobilissimū inuenies cpm. Et cū predicte carnes fuerint bullite
assate aut aliomodo preparate:vtātur cū aceto agresta/aut acetosel
la vel acetosa.Et si copia arāciarum granatop acetosop vel limo
nū adesset:vtile esset vti illis cū carnibus predictis.Etiā pauperes
possunt capere carnes ex predictis/vel meliozes quas hebere potest
scōm suā possibilitatē.vt sunt carnes vituline/mutonine.et bullire
eas cū magna quātitate vuap acerbap.vel cū maxima copia aceto
selle aut acetose:et vti illarum brodio ı carne cū parua quantitate
aceti:qd est remedifi sufficiēs in cōtinuādo ad preseruandū vtētes
Et ex illis nō obliuiscaris.atq3 etiā comede pullos/capones et rete
ras carnes aliqū assatas et cum aceto et aqua rosap: vt nostri moz
Etiā frequēta acetū acetolā et agrestā atq3 crocum in maiozi parte
tuop brodialisi.Et sunt verba auicē.suo quarto.qp de preseruatiōe
pestilētie. Qz oīa acetosa pro maiozi parte ab epidimia et ifirmita
tibus pestilētialibz preseruāt. Fiant etiā salsamenta cū aceto/pane
assato et modica quātitate cinamomi.qz cinamomū: vt dicit Auid
preseruat a putrefactiōe humop.et tpibus frigidis adde:si lbeit pa
uā quātitatē gariofilop cum predictis.Uel capias succū limonū et
trangulop vel granatop acetosop.aut aranciap agreste siue aceto
se vnsi vel plures scōm qp habere poteris : et vtere cum cibis tuis.
Itē surcus de ribes et berberozū in preseruatiōe pestilētie mirabi
liter conserfit et in oībus febribz acutis.Et sic practicātes sp habēt
speculare atq3 ingeniare.Qz auicēnǫ et sui sequaces nō poterūt oīa

masticare. Et debes scire de mente ysaac: ꝙ oīs masculinā caro lau
dabilioꝛ et digestibilioꝛ est: nisi caro caprina. qꝛ femina melioꝛ ꝫ ma
sculo. sed si fuerit lactens masculus: nō pōt dici illaudabilis / ꝓpter
humiditatē laudabilē lactis. Sicut dicit auic̄ suo scđo. Caro a lacte
laudabili bona. Caro vaccina vituperatur: et assata magis. qꝛ sicci
tas augmētatur. generat enī sāguinē grossū / turbidū et melancoli
cū. generat leprā / scabiā / et moꝛfeā / quartanē / īpetiginē ⁊ melācoliā
Carnes inꝙ ceruine / lepoꝛine et anatine / poꝛcine / et oīm magnoꝝ
aīaliū sūt euitāde. et oēs carnes viscose et grosse digestionis vitupe
rantur. qꝛ generāt grossos hūoꝛes / et sūt dure digestiōis. Et modus
preꝑatiōis carnis vel carniū singulariter vel pluralr̄. qꝛ medicina
nō ꝫ subiecta grāmatice. aliqū coꝛrigit et emēdat maliciā carnium
Carnes ergo caprine / bouine / et lepoꝛine / ceruine et demacrate ma
gne etatis sūt dure digestiōis et frigide ꝯplexiōis. et sāguinē melā
colicū generāt. Tū dū fuerint bn̄ elixe et bullite melioꝛātur. qꝛ sic
citas ab aqua tēperat̄. Et carnes poꝛcine / agnine et poꝛcelline assa
te sūt magis laudabiles. qꝛ hūiditas desiccatur. Caro eī salita ꝙuis
a natura sit valde hūida. tū rōe salis fit desiccatiua vehemētioꝛē ha
bēs desiccationē ꝙ alia caro. et nutrimētū ipsiꝰ minimū est. Et car
nes decrepitoꝝ aīaliū sunt siccioꝛes et durioꝛes ceteꝝ. qꝛ caloꝛ natu
ralis deficit et extiguit̄. Debes etiā ꝯsiderare agilitatē aīaliū / pastu
rā et etatē / locū / exercitiū et genus. qꝛ ꝑ agilitatē demōstrat̄ subtili
tas hūoꝝ et caliditas ꝯplexiōis. et per grauitatē ōndit̄ frigiditas et
hūiditas hūoꝝ grossoꝝ. pastura illoꝝ dꝫ esse in terris liberꝭ et prati
mūdis: vbi fuerit herbe bone et laudabiles. ꝑ hoc enī acq̄rūt melio
ramē. Etas dꝫ esse adolescētia aut iuuētus: vt in cunicul / ꝑdicibꝫ et
gallinis ꝓ auibꝫ. Et ꝑ aīalibꝫ poꝛcelli / ceruuli et edi. Ut dicit ysaac.
Adolescētioꝛes q̄dē sūt vtilioꝛes et bn̄ nutribiles. laudabilē eī gene
rant sāguinē. Juuenes eī ceteꝝ sūt melioꝛes: et maxīe castrati. ⁊ spe
cialr̄ poꝛcelli. Ceruuli lactētes ceteꝝ sūt vtilioꝛes. scđo adolescētes
iuuenes durioꝛes. decrepiti vō pessim hic ponunt̄. qꝛ nobiles ī eis
valde delectant̄. Edi ꝯmēdant̄ rōe lactis. sed cū ꝑuenerit ad magnā
etatē vituꝑant̄ ꝓpter ꝯplexionē siccā melācolicā. Locū ꝑ hoc ītelli
gere debes ꝙ aīalia ī loco basso hūido et reumatico genita et nutri
ta hūt maioꝛē copiā hūoꝝ: et eoꝝ coꝛpa magis hūectant̄ ꝙ illa q̄ ī
locis altis nutriūt̄ et hitant. Per exercitiū eī ꝯsumunt̄ supfluitates
et calefiūt coꝛpa. et ꝑ ꝯtētū fit ꝯriū. Per genꝰ / masculina caro ceteris
paribꝫ ꝫ calidioꝛ minꝰ hūida et laudabilioꝛ. et ꝫ faciliorꝭ digestionis

femina ¶ Turtures post vnã diẽ a die sue interfectõis satis ꝯueni
unt dũ sunt iuuenes et pingues. Pauones magne etatis, grues et ci
conie. ardee/ance et colũbi et passeres nõ bñ laudãtur: nisi qꝛ iuue
nes. ¶ Colũbi qñ incipiũt volare alicui⁹ sunt recõmendationis. et tñ
omnes iste carnes non laudantur tẽpoꝛe pestilentie. Adhuc de car
ne poꝛcina que frigidioꝛ et humidioꝛ est ceteris aĩalibus: maxĩe do
mesticis. Tamẽ auicẽna dicit: ꝙ melioꝛ caro siluestris est caro poꝛ
ci siluestris ex aĩalibus quadrupedũ. Nam cũ hoc ꝙ est lenioꝛ carni
bus domesticis: est foꝛtis nutrimenti et plurimi et velocis digestio
nis. et est melioꝛ ꝙ̃ esse potest in hyeme. Quare nõ est mirãdũ ꝙ no
biles illas carnes diligũt. Ideo vide, stude et cogita in predictis.
qꝛ oĩs carnes prescripte non conueniunt tempoꝛibus pestilentie.
Sed scio ꝙ pauci sunt frenũ oꝛi volentes apponere. igitur multa
scripsi vt sciant eligere bonũ/et reprobare malũ. Tamen acetosa
cum tuis cibariis quidquid facias semper adiunge. Predicta sunt
verba Galieni Auicenne et ysaac. si vis vltra: lege in dietis. et ca
pitulo. Caro: vt intentũ habeas. ¶ Pisces non conueniũt tempoꝛe
pestilentie, nec laudãtur in generali. scd̃m auerroym. vi. colliget:
vbi dicit. Et tunc necessariũ est vt oĩs pisces tunc tẽpoꝛis sint no
cui penitus. ob hoc quia sanguis ex istis rebus generatus est cite
coꝛruptionis et cet. Quare ysaac illud cõfirmat cũ dicit. Pisces vni
uersaliter parũ nutriũt, et cito dissoluũtur. et subtilis sunt sangui
nis: flegmati pertinẽtis. et sanguis ille satis est paratus putredini
qm̃ est aquosus nutrimẽti mali: et specialr̃ dũ fuerit causa ad hoc di
sponẽs et coadiuuans. Pisces recẽtes: vt dicit auic̃ generãt flegma
aquosũ et mollificãt neruos: et nõ sũt ꝯuenientes nisi stomaco cali
do. Qꝛ oĩs piscis frigidus est ⁊ humid⁹/dure digestiõis/lõgã faciẽs
moꝛã in stomaco rõe frigiditatis et viscositatis. Et qñ stomacus il
los pisces digerere nõ valet: tũc in stomaco coꝛrũpũtur et acquirũt
quãdã qualitatẽ putredinalẽ rõne cui⁹ sitim pñt generare. Sed qꝛ
absq3 illis nõ bñ possum⁹ viuere ꝓpter reuerẽtiã legis. ideo necesse
est nobis melioꝛes et ꝯueniẽtioꝛes in gñali eligere: ⁊ illoꝝ ꝯdicões
describere. qꝛ in ꝑticulari nõ bñ esset possibile. In diuersis ei regio
nib3 pisciũ species ꝙ̃ plurimas vidim⁹: quaꝝ nobis ꝓprietas ⁊ noĩa
difficile esset assignare. Tñ melioꝛes pisces: sunt mediocres, neq3
magni neq3 parui. nõ antiqui neq3 multũ iuuenes. sed inter hos me
diocres/qui carnẽ durã neq3 mollẽ habẽt: sed tenẽt mediũ. et q̃ nõ
sũt macri neq3 pigues: sed mediũ tenẽtes. neq3 sint illi q̃ nutriũtur

aut cōmorantur iuxta oppida vel ciuitates:vbi in aqs picisitur imū
mūdicie/infectiões,et ciuitatū corruptōes. qi ex illis maiā acqrunt
naturā. Neqz etiā ex aquis in quibz herbe nascuntur male et bene
note ex quibz pisces pūt naturā insequi venenosā. Etiā nō sint nu
triti in staguis aquis sordidis aut paludosis/vel lacubus. sed ī aqs
claris/petrosis et sufficiēter currētibz. Et nō sint ex illis ex quibzsi
at mucillago/aut a qbus pcedat malus odor. sed sint suaues /boni
odoris et boni saporis. Caro illop sit frangibilis:et nō viscosa. sed
subtilis et nō grossa. Et ꝙ nō cito mutētur aut alterautur a calore
vel frigore. sed sint sufficiēter durabiles. Et carnes illorum sint al
be. nō nigre nec alterius mali coloris. Et meliores ex marinis iu,
dicio meo:sunt illi qui ex mari fortiter agitantur.ac etiam illi qui
in aquis claris et discoopertis flatui ventorum septētrionaliū ex,
positis untrisitur. Et generaliter omnes pisces parui recentes ısca
mosi mouētes natātes et spinosi in aquis claris degētes et fortiter
la borātes sunt eligibiliores/meliores et laudabiliores. Sed notā,
dū est ꝙ oēs nō bn cōueniūt tpe pestilētiali. sed rōe necessitad aliq,
bus opportet vti. ideo bulliātur in aqua fōtis currētis: cū rosema
rino saluia et petrocillio:et cū aceto aut agresta. vel cū aqua et vi,
no et agresta scōm discretionē. aut assent supra carbones: et come,
dātur cū aceto agresta vel acetosa. aut cū salsa viridi sada ex aceto
sella petrocillio et aceto et modico cinamomi. vel cū camellina sa,
cta ex pane assato/aceto/et cinamomi modico. et sic elige. Igit vt ti
bi satisfaciā ex piscibus: aliquos in exēplū describere noia volo ex
melioribz. vt sunt guidones/roche et pcha,rogetus/deutrix siue lu,
cius/ vandosia/lopia et saxaulis atqz gornus et sile s. Isti satis be
ne cōueniūt:modo et forma predictis. Et pisces salliti recētes sūt
meliores: vt p hoc humiditas et viscositas remoueat. Sed pisces
a lōgo tpe et multū salliti nō multū laudātur. qi multe egritudies
ex illis generātur. Quare dicit rasis in almāsore. Pisces salliti nul
lomodo sūt comedēdi. tñ,anglici ex illis in maxia copia vtunt. sed
tātū illis nō nocēt ꝓpter vsū ꝗtinuū Compli⁹ notare debes ꝙ pisces
qui sunt remoti ab istis predictis electiōibz nō sunt laudādi sed eui,
tandi. vt sunt tencha/anguilla et sepia/lampreda,maquerelli et cō
gri,salmo/turbotus et ostree et similes. quāuis gustui sint dulces
atqz etiā omnes alii magni pisces grossi et viscosi temporibz infect
ac etiā aliis pro maiori parte sunt euitādi:nisi in magna necessita
te. Et nō sūt comedēdi pisces cū carnibus vllo modo ī vna et eadē
c.iiii.

refectione/nec post magnũ laborẽ aut exercitiũ. q̄ forte corrũperẽ
tur in stomacho. nec etiã est laudabile in vna refectione pisces et la
cticinia simul associare. Ista de piscibꝫ ꝓ p̄nti tibi sufficiãt. quia de
mente Rasis/ysaac et Auicēne sunt meliores et laudabiliores/q̄uis
oĩs in generali tp̄e pestilētie nō cõueniãt. Tñ rõne legis et ꝓpter
defectũ alimentoꝝ certis tp̄ibꝫ illis oportet vti. sed bñ ꝯsiderare de
bemus quomõ/qualiter et qñ. ¶ Species aũt tp̄ibus infectis et cor
ruptis nõ cõueniũt: nisi cũ discretiõe. tp̄e aũt calido laudãtur: sãda
li rubei citrini et albi. coriandiũ prepatũ. crocus et cinamomũ in
parua quãtitate. q̄ resistit et preseruat stomachũ a putrefactõe hũo
rũ. Lege Auicẽ. cp̄. Cinamomũ. Sed notare debes q̄ pestilētia oĩ
bus tp̄ibus anni aduenire põt. Ut volũt astrologi. q̄ influētie sup
celestes ꝑ suos diuersos motus/aut ꝑ eclipses ꝯiũctiões aut opposi
tiones ꝯtinue habẽt diuersos effectus ꝓducere. Ideo tp̄ribus yema
libꝫ et vernalibꝫ p̄nt pestilētias causare et generare: quoꝝ euentus
vt plurimũ ignoratur. sicut in estate et autũno: quãuis nõ ita nec
furiose. Sicut vult ypocras in affoꝝ. cum dicit. Uer vero suauissi
mũ et minime mortiferũ. Et sic intelligere potest quilibet vir do
ctus q̄ in oĩ tp̄e põt aduenire pestilētia et cẽ. Sed cũ aduenerit tp̄e
frigido et hiemali: tũc regimẽ declinare debemus ad latus calidita
tis: habẽdo sp̄ respectũ ad substantiã aeris corruptã atqꝫ ad ipsius
qualitatẽ pessimã. Q2 oĩs preseruator sp̄ habet respicere: qñ aer ex
cedit in qualitate aut frigiditate. vel in humiditate aut siccitate. cẽ
Et semp regimẽ debet ad contrariũ reducere: in regimine preserua
tiuo. et loca conuenientia eligere: contraria qualitati aeris excessiue
et venenose. Et hoc per consiliũ viri experti. ¶ Et qñ tp̄s frigidum
fuerit: species sequẽtes satis erũt conuenientes: vt sunt gallanga/ga
riofili et macis. nux muscata. calamus aromaticus et crocus. zedoa
ria et cinamomũ. Et sic poteris istis vti temporibꝫ frigidis. tñ fiat
cũ discretione et in parua quãtitate: ꝓpter calefactionẽ et ebullitio
nẽ humoꝝ. Et nõ sit tibi vanũ consiliũ petere ab illis qui in hac fa
cultate viri sunt experti. Sed illud semper habeas in mẽte: q̄ regi
men tuũ ad exiccatiua declinet et ad acetosa: preterq̄ in exercitium
balneũ et coitum: ꝓpter magnã aeris attractionẽ et pororum rari
tatem. et specialiter in tempore pestilentiali. quia est res valde pe
riculosa. et multa ex illis vidimus aduenire mala hoc presẽti anno
¶ Fructus autem temporibus corruptis et infectis: vituperantur
Cognoscere enim potes q̄ illud quod a veneno nutritur: naturam

sapit veneni. Et sic patet q̄ vue racemi et poma, pira, cerasa et prūsi
ca, pruna, citonia atq̄ alii fructus in illis temporibus insectis t pe
stilentie non conueniunt. quia sunt tanq̄ pestiferi et corporum no
strorum insectiui. et illos fugere et euitare debemus quantum no
bis est possibile. Et est illud quod auicenna maxime notauit tempo
re fertilitatis: cum dixit secūda primi. Vt per ipsum messes et gene
ratio corrūpantur. Et quāuis fructus meliores essēt q̄ esse possent
tamen sunt vituperabiles tali tempore: considerando tamen regio
nem, complexionē vtentium et etatem. et sic de aliis. Quia ex illis
generatur malus sanguis, frigidus, aquosus, et flegmaticus para
tus putrefactioni: ratione cuius corpus potest disponi pestilentia
li morbo. Quod clare patet per principem prima quarti. capit̄lo.
Putredo: cum dicit. Aut q̄m est aquosus nutrimēti mali cui⁹ aquo
litatē recipit sanguis et c̄. Et pira ac fructus humidos generalitez
ponit pro exemplo. Et iterp dicit. Aut q̄m est ex illis q̄ nō cōuertunt
ad sāguinē bonū c̄. Quare docti viri t expti nō debēt ꝯcedere tales
fructus suis egrotātibz, neq̄ sanis tp̄ribz infecdis et pestilētialibus
specialiter. Sed forte dicere velles q̄ medicop monarcha laudat et
approbat multos et diuersos fruct⁹ in p̄ruatōe pestilētie. vt sunt po
magnata, maciana et ribes, fruct⁹ berberop, limones et citrū vel ci
trāguli et siles. Cōcedim⁹ et bn̄ ꝗferūt: maxie q̄n illi fruct⁹ nascunt
nutriūtur et crescūt in regionibz, locis, et aere insūdis, puris et a pe
stilētia nō infectis nec corruptis. Sed viuaciter aduertere debes q̄
fruct⁹, herbe et segetes in aere infecto corrupto et pestilētiali crescē
tes et nascētes: i malicia et venenositate ipsi⁹ aeris p̄ticipāt. Quare
dic̄ Rasis. Fruct⁹ et olera q̄ in tali nascūtur tp̄e sūt dimittēda. Sic
ergo vide quō medici nō debēt suis patiētibz iā i̇secd fruc⁹ adminis
strare i egritudibz curādis, neq̄ i p̄ruatōe nature hūane. i q̄bz rebz
multi pr̄acticantes forte faciūt q̄riū: q̄d nō ē licitū. tenētes verbū il
lud ypod Parū deterior cibz t c̄. q̄d in talibz nō sic itelligit̄. Qr illi
fruct⁹ nō tm̄ nocēt quātatatiue sicut facere pn̄t q̄litatiue. Vidiur⁹ ē
in pr̄icipio nostre practice citra quattuordeci ānos in villa scti lau
di vnā iuuēculā etatis. xv. ānop q̄ pānos lineos extēdebat iu quo
dā virgulto. et respiciēs ad quādā arborē cepit vnū pomū et come
dit illud: et de⁹ ē testis q̄ nullū verbū ab ore suo post comestionē il
lius pr̄uficiauit. et in scda die tanq̄ iutoxicata et suffocata obiit et re
cessit. Et qz in scripd nō debem⁹ ponere nisi v̄itatē: sed credere debes
q̄ in tp̄e nr̄o tot vidim⁹ hoies i̇firmari, mori, et periclitari occasiōe fru

ctus ꝙ esset nobis ipossibile ad pꝰs ad meōriã reducere. ideo si libet
oꝰs ab illis cauete. Et cū necessitas astuerit vt comedātur: decoquã
tur et assātur ad ignē: vt rōe ignis malicia eoꝝ ex influētia acꝗsita
glumatur aut diminuatur. Scimus ei expiētia certa: ꝗ iuuenes et
senes, diuites et pauperes mirabiliter et gulose cū illis delectantur
Et si rei veritatē cognoscerēt: et ꝗ rōe vellent vti: credo ꝗ illos ma
gis odirent et foztius dimitterēt. Fui lōgus in illis: tū michi par
ce. qz hodie scribere nesciri mala ab eis pueniētia. Qz multi in mul
tis delectātur: ex quibʒ mozisitur et forte dānātur. Igitur a malis
fugito ꝗsoztiū. ꟈ Fungi etiã tꝓibus pestilētie vitupātur. et ratio ē
magna. qz fere oībus tꝓibus efficisūtur tanꝙ benenū. Sed ꝓpter ꝗ
ianuēses beneti et italici in illis mirabiliter delectātur: vt expiētia
vidimus, ꝗꝓ vno mozsello vitã suã vexillo moztis exponūt. Igit
caueāt oms ab illoꝝ comestiōe. qz moztis subite ac multoꝝ mãloꝝ
ssūt poucētes: quãuis bñ eligātur. Dicit ei galienꝰ. Virtus fūgoꝝ
prima est frigida et humida multū. Et ꝓpter hoc sūt ꝓpe medicinas
moztiferas. Dicit ei Serapio. Et ꝓprietas fungoꝝ ē generare suf-
focationē. Multi illos laudāt. alii vituperāt. alii electionē ex illis
facisūt. Sed quidꝗd dicāt oms: sapiētes qui vitã suã diligūt: nō cla
mabūt in gutture suo qz illi qui eos laudarūt tꝓibʒ preteritis forte
fuerunt causa illius, ꝗd in calamo dimittitur. Si lombardi eos di
ligūnt: in suoꝝ piculo ipsis vtātur ī noie iesu. sʒ nostre natiōi galli
cane nō conueniunt: quapropter interdicātur. ꟈ Cappares teꝓori
bus pestilētialibus cum aceto laudātur valde. quia incidūt et mū-
dificāt stomachum a malis humozibʒ grossis et superfluis, et maxi
me slegmaticis. atqʒ aperiūt oppilatiōes epatis et splenis. tū san-
gurnē melãcolicū generāt: et humozes colericos mūtiplicāt Sʒ no
ster princeps in preseruatiōe pestilētie ꝓprio casū. dicit. Et cōdita ī
aceto iuuatiua sunt. Et ꝓprie caꝓares, quare vtere illis: cū discreti
one, qñ salcedo ab illis remota fuerit ꝯ ceū. ꟈ Oliue noue non mul
tū mature siliter laudātur. Qd dic̄ serapio. Oliue noue quaꝝ coloz
est smaragdi ꝰ stringūt vētrē: et sūt bone stomacho. Sed oliue nigre
mature sūt pate cozruptōi, et male sūt stomacho. ꝗre eligere potes
meliozes tꝓibʒ aptis. ꟈ Nuces vsuales et auellane a suis cozticibʒ
mūdate aliqñ pūt quenire. Dicit auerꝝ. Nuces calide sūt et sicce:
ꝗ multū comeste facisūt palisim ligue et puocāt vomitū. Auiꝯ de mē
te ypocras dicit: ꝗ auellana in cerebro facit augmētū, sʒ tarde dige
stionis. Et sic nuces et auellane cerꝗ tꝓibʒ in vsu quenire pūt: cum

moderate accepte fuerint. Tn cu in vsu medicine illas qs accipet:
in pseruatois magnam posset ferre vtilitate. qr nuces et auellane cu
ficubz et ruta comeste valet cotra venenu et aere infectu atqz pesti-
feru. Sicut voluit diascordes et rasis et auice: cu diq. Et cu ficubz et
ruta est medicame oibus venenis. Ideo paupes q carent pecuniis
tpibz pestiletialibz istis oibus diebz pnt vti. C Caseus in magno vsu
no e queniens/ Quis multi in ipsius comestioe delectenr. et sut tres spe
cies. feces/ mediuq melius quenit: et vetus. Sed causa breuitat sufti
cit nobis dicere de veteri: cu ysaac testificet. Caseus vetus cauendus est.
qr no est bonus ad nutriedu nec ad generadu bonu saguine. sed z cau
sa generadi lapide in renibz et vesica: et grossos generat humores. q
re voletibz ipso vti: denarii podus illis sufficere deberet. vt cibum
ad fundu stomachi faceret descedere. Et sic itelligere potes q caseus
in tpe pestiletiali vel alio no laudar nec quenit. nec nouus/ recens/
aut vetus. ideo ex illis tibi sufficiat C Lac etia no est laudabile nec
couenit teporibz infectis et pestiletialibus. quia cito transit in corruptione. Vt vult auicena suo quarto capitulo. Putredo: cu dicit.
Aut quia cito corrupitur: quamuis sit bone substantie sicut lac. Igit
nobiles diuites/ siue paupes no debet ipso vti: nisi p gsiliu medici
expti. Et quis ordiner medicinaliter: cauendu est tn q ipsu recipie-
tes no apponat aliqd supra ipsu p tres horas post ipsius receptionem
Sed qd dicemus de coi ppto qui ex ipso necessarie viuit. Opportet
eni vt in hoc vincant cosuetudo vsus et experimentu supra ronem
Dicit eni auicena tercia primi. Regiones quoqz naturas hnt ppri-
as. et vsus sut res extra ronem. Vidimus eni vualicos, et illop regi
me cognouimus: q otinue ex caseo, lacte et sero viuut: tn viri sunt
pulcri/ fortes: et audaces: et rarissime ex pestiletia ledutur vel mo-
rifitur. quare vsus populi est valde gsideradus. Tn acetosa cu lacte nunqz adisigere debet. Ideo visita regiones: si illap intedis cognoscere naturas. Lac enim est res ppto vsualis. et qui illud ab illis auferret: forte ad peius nocumentu illos adduceret. Qr vt plu
rimu populares cibariis electis et conuenientibz careut. Igitur ip
so lacte vtantur: sed cum discretione fiat. C Herbe iuuates et coue-
nietes teporibus pestilentialibz calidis: sunt Cicorea, acetosa z por
tulaca. et lactuca/ fumus terre et borago. endinia. scariola et aceto
sella et sites: cu diuersis modis ppatiois i salaticiis/ falsame det bro
dialibz sine medicinis. tn sp ab exptis i talibz tpibz iuoces auxiliu
Et cu ista videbis decliare ad frigiditate: tuc declies regime tuu ad

latus caliditatis:et sequentibus vteris. Rosmarinus.petrocilliñ.
et maiozana.saluia draguntea et cardo benedictus.scabiosa.enula
et tozmentilla.et sic de similibus.Et hoc semp cū ꝗsilio:vt de predi
ctis.Postea caueas ab aliis herbis frigidis ꝉ humidis/aut a calidis
et siccis valde.Et sic cepe/pozri/et allium/raphanus scozdeon ꝉ eru
ca.grana paradisi/species calide et piper et istis similes nō laudan
tur:sed cittus vituperantur.qz humozes ebulliūt/calefaciūt cozp⁹.
et calefaciendo vapozes et fumositates eleuare faciunt.ampli⁹ san
guinē adurunt:qui sanguis dū calefactus et adustus fuerit.ex ipo
enim sic calefacto et adusto generari poterũt carbūsculi/antraces et
apostemata venenosa pestilētialia atqz mortifera.Et sic in illis cō
sidera.qz in oībus rebus sp respicere debes ne sit excessus in aliqua
quattuoz qualitatū aeris/siue quattuoz humoꝛ nrōꝛ cozpoꝛū.Vl
tra nō expectes in comedēdo vel bibendo:dū tibi affuerit voluūtas
sed cauere debes a nimia repletione:imo cū appetitu a mensa rece
das.Et tibi tanta gulositas nō associetur:ꝙ cibū supra cibū a ñ prī
mī cibi digestiōe nutrienti primo adiūcas.facilioꝛis digestionis
cibū premittēdo:ne nutrimentū forte et durū cōueniēter digestio
nis loci obtineat primatū.nisi fuerit illud res ipediēs:ampli⁹ coꝛ
tuū nō letifices in diuersoꝛ cibarioꝛ cōgregatiōe.nec in festiualis
cōuiuii ꝓlongatiōe:cū vltimus cibus cū primo in digestione nō re
cte assimiletur.qz natura nō pōt diuidere digestū ab indigesto.nec
purū ab ipuro.Ideo cū paucis cibariis sis contētus in tua refecõe
ꝙ ex natura nō sint diuersa.Et post ꝙ sic repletus fueris donec cibꝫ
a stomacho descēdere icepit:quātū possibile fuerit dormire fugias
Cauere inꝗ debes a dulcibꝫ cōfectiōibꝫ ex melle aut zuccara cōposi
tis in vsu cibarioꝛ tꝓibus pestilētie.ñ aliqū in vsu medicine illis
vti poteris.Etiā res dulces generāt oppilatiōes ꝓpter subitā attra
ctiōe anteꝗ digerantur:et oppilationes generāt yctericiā ꝉ febꝛes
et ydropises et cet.Et non sis ex illis qui vacuitatē stomachi et ieiu
niū diligunt.quia illud est ex maxime stomacū debilitātibꝫ Agens
cui nō potest agere cū nō habeat subiectū.Sed qñ cibaria i stoma
co deficiūt:naturalis caloꝛ extinguitur.et stomacus ex malis hfio
ꝛibus repletur.Caueas inꝗ a magna cena et repletione nocturna.
Et totum tuum regimen ad exiccationem declines:preterꝙ in exer
cittium coitū aut balneum.quia ꝑ ista tria sit nimia aeris attractio
que res est valde ꝑiculosa in tempoꝛe pestilētie.In omnibꝫ tuis re
bus sis temperatus/sobrius/et modestus.Et super omnia in mētē

tua habeas frequenter cū medicis expertisatqz doctis cōuersare:vt
ab illis sp possis scōm variationē morboꝛ et tpm tuū regimen va
riare aut mutare.Et hoc de dieta tibi sufficiat in tpibz pestilētialibz

Ca.vii.in quo ponuntur certa remedia a pestilentia:bono tesu sauēte pꝛeseruātia.

pꝛseruatoꝛes aūt nature hūane sp vigilare debēt in cogno-
scēdo dispositiōes celestes et terrestres: vt supius diximus
in caulis pestilētie.Et cū inuenerint aliqua signa future
pestilētie denotatura:oībus om illis excusatiōibz festinare debēt in
euacuādo et sāguinē minuēdo:specialiter in rubeis,et maxie sāgui
neis et iuuenibz ac religiose et caste viuētibz.vel in multū comedē
tibus ⁊ vinis aut cibarits calidis copiose vtētibz:q coꝛpoꝛa sua dul
citer et gulose nutrisit:nō ieiunia aut laboꝛē neqz euacuatiōe ma
loꝛ humoꝛ diligentes.Sed quotiens,quomodo et quādo vel ex q
bus:discretioni veri practicātis derelinquimus.quia medicoꝛ in-
terest cōsiderare etatē,regionē,et nutritionē,mutationē,cōsuetudi-
nem et gulositatē,aut nimiā abstinentiā,laboꝛē et quietē et occupa
tionē.serum,consuetudinē coitus et complexionē.foꝛtitudinem na
ture,locum habitationis:et potus aut cibaria.Et istis oībus bene
cōsideratis conscientialiter et mature deliberatis:non ꝓpter lucꝛ
odium aut vanā glām:verus medicus doctus et expertus poterit
artificiose malos humoꝛes et superfluos in coꝛpoꝛibus peccantes
et abundātes euacuare et mūdificare:et hoc maxime in colericis,
flegmaticis et melācolicis per purgationes.in sanguineis p flebo
tomiā:cōsiderādo tū ipsoꝛ mixtiones.Et cum hoc factum fuerit
tunc remouebitur materia que poterat esse pestilētie dispositio.qā
infectio anteq coꝛpoꝛa nostra possit interficere:aptitudinē materie
requirit.sicut diximus ante.Et hoc vult auic suo.4.cū dicit.Opoꝛ
tet vt extrahātur a coꝛpoꝛe humiditates superflue.Aduertendū tū
est q barbitonsoꝛes siue cirurgici nullomodo presumere debent in
minutione aut euacuatiōe sanguinis in talibz casibz.neqz aliis:ni
si cū bono et maturo cōsilio viri medici expti.Qꝛ p hoc pūt bonum
sanguinē et laudabilē euacuare:q vite et coꝛpoꝛi est necessariꝰ.Et
malos humoꝛes,colericos,flegmaticos aut melācolicos coꝛruptos

et putridos in corporibus dimittere et magis furiosos facere.Qua
re ad illud propositum dicit auicenna suo primo.Cum vero sãguis al
cuius fuerit paucus bonus.et fuerint in ipsius corpore multi mali
humores:flebotomia bonu rapiet,id est bonũ sanguinẽ.et malum
relinquet,idz malos hũores in corpore dimittet:forte interficiẽtes
et vicentes naturã.quare capta erit ciuitas ab inimico.Sed dicit
ventule:quodp auctoritate non sumitur.ꝙ qñ pecunie barbitóso
ribus siue cirurgicis deficiunt:tunc bona est flegbotomia,quod ab
surdum est.Ideo caueant oms qui se flegbotomare volũt,aut qui
flegbotomias faciunt.ꝙ semp illud faciãt cũ consilio viri experti.
qz multa mala ex illis ante istud tempus aduenire vidimus.Stul
tus enim est ille qui seipsum vult interficere.C Scõo pseruatores
studere debent in correctione aeris pestilẽtis.sicut dicit bernardus
de gordonio suo prio.Preseruari possum̄ a pestilẽtia:si tp̃s est fri
gidũ odorãdo muscũ ɫ ce.Et si tp̃s est calidũ:fiat cũ aromatiꝗ frigi
dis qualitati aeris venenose ꝗriãtibz.Cuius rei exẽplũ ponimus.
Recipe.Sandalop oim.rosaꝑ rubeaꝑ.ana.z.ii,corãdri spari.flo
rũsalicis ɫ nenufaris.ana.z.i.musci grana duo.crãphore scropulũ
vnũ.cortiꝗ ciꝗ foliop mitri.berberop.ana dragmã mediã fiat pul
et aspgatur cũ aqua rosacea et aceto.postea ligetur in sindone:odo
retur tẽpore calido per discretionẽ.vel calefiat tegula,et supponať
pars pulueris cũ aspsione aque rosate et aceti.et sic camera clausa
odoretur in mane,atꝗ aer loci hitabilis rectificetur cum eo.Et qñ
pestilẽtia tpibus frigidis acciderit:tũc fiãt suffumigatões cũ sequẽ
tibz atꝗ odorẽmẽta.Recipe.musci grana.xii.ligni aloes.sãdaloꝝ
citrinoꝝ.gallie muscate.gnoꝝ iunipi.ana.z.i.lapdani masticis.ga
riofiloꝝ cinamomi.ana.z.ii.storacis cala.olibani ana vnciã dimi
diã:fiat pulꝉ grossus,ex quo fiat fumigatio supra carbones i mane
camera clausa vt dictũ est.vel ligeť in sindone ɫ teneať in manu se
pe odorãdo,vel ponať supra tegulã ardentẽ cũ aspsiõe vini malua
ticiet aꝗ rosate:et recipiãt fumũ assistẽtes in aurora fenestris clau
sis ɫ c.Sed michi dicere potes ꝙ oẽs nõ pñt adhuc istas exẽsas fer
te ꝗuis nõ sint magni precii ɫ c.quare illis succurrendũ est ꝑ aliã
viã.Accipiãt iuniperũ,folia aut baccas lauri,rorẽ marinũ et maio
ranã.basilicũ salmã et tymũ.cipũ.lanedulã vel cipzũ.ɫ sic de gsiti
bus vnũ vel plures scõm ꝙ hze poterũt.ex istis i domibz suis i ma
ne faciãt fumigatões atꝗ ignẽ odorãdo fumũ,et aerẽ rectificando
Et in tpibz calidis,ad gtrariũ declinẽt.Capiãt aũt salices ramos ɫ

folia vitis.ſandalos ramos quercus.et tamariſcũ.folia nurtillo2
roſa2.et ex iſtis fiat fumigatio vt dictũ eſt de al’: fo2ma et modo p̃
dictis.atq3 etiã iuxta parietes domo2 ſua2 pſternẽt ramos et folia
p̃dicto2:vt aer inde rectificetur ꝛc.Poſſunt etiã cũ aqua ꝛ aceto ro
rare cameras ſuas et habitationes.Et p regibus/principib3,et diui
tib3 medici precipere debent illud fieri cũ aqua roſa2 et aceto tẽpo
ribus calidis.Et frigidis tẽpo2ib3 cũ aqua muſcata/vel vino mal／
uatico et aceto/que ſunt res valde cõuenientes in preſeruatõe peſti
lentie.Et eſt conſuetudo ytalicana et neapolitana.Iſta eni p̃di／
cta ꝗtinuẽtur.q2 ſunt valde cõueniẽtia:mo2bo peſtifero regnante.
Sed tibi ſemp cõſulo a medicis peritis cõſiliũ petere:ꝓpter diuer／
ſitates que oĩbus ho2is accidere pñt.C Tercio p̃ſeruato2es nunꝗ
debẽt dimittere vſũ pilla2 fada2 ex aloe mirra et croco.et tãtſi lau
dãtur ab oĩbus nris p2io2ib3/ꝗ laudes vltra ponere neſcit ẽ:capiẽ
do ex illis oĩ die vnã d2agmã tp̃e infecto cõtinuãdo.P2eſeruãt eni
vtentẽ a peſtilẽtia:cũ deus voluerit ꝗ a manu hũana p̃ſeruet.S3
tñ in hoc volo dicere videre meũ.Ingrediẽtia ſine difficultate ſũt
optima.ſed docto2es nõ poſuerũt,cũ quib3 maſſa aggregetũr aut cõ
ponaꝛ.Et ſic noſtri mo2is eſt tp̃ib3 calidis illas ꝗponere cũ duab3
partib3 ſirupi de acetoſitate citri.et tercia ſirupi de acetoſa.vel ipſo
rũ loco cũ ſirupo de limonib3 in maio2i/et berbero2um in mino2i.
Tp̃ib3 aũt frigidis cũ duab3 ꝑtib3 ſirupi de co2tice citri.et tercia de
vera bugloſſa.et ipſo2 loco cũ ſirupo ſcabioſe in maio2i/et de fumo
terre in mino2i.Et ſic elige.q2 practicantes multas et diuerſas pñt
eligere vias ſcd̃m ſuã intẽtionẽ:dũ ꝓpter bonũ/aut ad bonũ finem
tendũt.Iſte pille ſũt parui precii et magni eſfectus.igiꝛ paupibus
optime ꝗueniũt.C Quarto ſunt alie pillule ꝗ regales dñr:quas o2
dinauimus in predicto regimine febris peſtilẽtialis furioſe.cuius
menſionẽ in principio huius tractatuli fecimus.Ex quib3 vſi ſunt
reges,regine/atq3 multitudo magna gentiũ cũ quib3 curas habui
mus/et frequentauimus:ex qua2 vſu poptime ſe habuerunt.Et ſi
bene illa2 cõſideras receptã:ipſas inuenies valẽtes cõtra venena
atq3 cõtra oẽs mo2bos peſtiferos.Eſt inꝗ aliud electuariũ eiuſdẽ
valo2is.vide deſcriptionẽ/et cõſidera eius virtutẽ:et ambo2 rece／
ptas habebis in predicto regimie:vtere illis ſi libet.q2 illa ꝗ facta
cũ illis fuerũt:nolo recitare.q2 nõ ego:ſed ipſe oĩpotẽtiſſimꝰ oĩa il／
la fecit.C Quito p̃ſeruato2es pñt o2dinare pomũ ambre quod mi／
rabiliter valet odo2ãdo et in manib3 po2tãdo tp̃ib3 peſtilentialib3.

rectificat enim aerem infectum:cor confoztat et ipfis, et eft res val
de conueniés et neceffaria principibus: nobilibus i fuis officiaris
et oibus qui cū multitudine hoīm habēt frequētare ef couerfare:cu
ius defcriptio fequitur ¶Recipe.gūmi.ben.ftozacis cala.ana.z.iiii
cozticis citri ligni aloes. gallie mufcate.ana z i.fanfuci.camphoze.
fandaloz amboz.ana.z dimidiā coziandzi preparati. cinamomi zo
farū rubearū.ana z.ii.ambre mufci.ana fcropulū vnū. margarita
rum.fpledioaz.fragmētoz.iacinti.zaphiri.fmaragdi.cozalozum
rubeoz ante. fcropulum mediū.folioz auri et argēti. ana numero
xii. lapdani puriffimi vncas dnas. gūmi dzagagāti in aqua mufca
ta diffoluti z.i. mafticis vnciā mediam.therebentine vere in aqua
rofacea fepties lote quātū fufficit.fiat.inde pomū.quod poteft dici
preciofū:et illo ptere vt dictū eft.et eft noftre defcriptiōis. Sed qa
pauperes iftis nō valēt vti: ideo vtantur fpongia infufa cōtimie i
aceto et aqua rofacea.et oībus tpibus maxic cōuenit in cafu pferua
tiuo:et nō eft laboz nec etiā expenfe. ¶Sexto preferuatoz pcipere
debet in generali vti bona et fideli tiriaca. Eft ei medicina folēnis
et pciofa in pferuādo a peftilētia.qz vtētes illa ante aduentū pefti
lentie et egritudinis:ipfos pferuat et reddit fecuros i vt vult Auid
et fequaces. Sed qz tiriaca eft calide cōplexionis:ideo tpibz calidis
cōplexionibz aut egritudinibz fimilibz nō pfe cōueniret:rōe calidi
tatis,fpecialiter ppter inflāmationē et febrē. Quare poffum ipfam
adminiftrare cū aquis acetofelle acetofe et cicozee, vel rofaz. vel tē
pozibus frigidis cū aquis. fca biofe dzagūtee et cardonis benedicti
vel tozmētille:et hocfcōm difcretionē practicātis. Similiter face
re potes de metridato quod talē virtutē habet: preterqz in cafu fer
pētū. Et fic elige. Tū aduertere debes qz auicēna pcepit omibus
ne aliquid addant aut minuāt in cōpofitione tiriace. qz p hoc virt9
et pprietas tiriace pōt cozrūpi et deftrui. Quare iufticia ad hoc ocu
los vertere deberet: vt illi qui tiriacā cōponūt, et tantū de ipfa ven
dunt in locis publicis cōi pplō ignozāti :ne cū illis frequentaret la
trociniū et deceptio. Eft eni res(maxie) bono publico ptinēs et val
de neceffaria. Et illi paupertimi populares dictis illoz trufatoz et
deceptoz ar fuis falfitatibz et puris mēdaciis credētes non cogno
fcentes rei veritatē frequēter et multoties expoliūtur et decipiūtur
nō totaliter in pecuniis:fed in cozpoze et vita qz credunt habere re
media:et nichil habēt. Et credatuz: qz qñ illi trufatozes et ppli dece
ptozes tiriaca carēt:fciunt bene facere, cōburere, i cōponere res pti

riaca sua falsa renouãda:quas nõ licet noiare/et sic tiriacã plonga
re.Qzsi mille hoies ad illos oi die venirẽt:sp de tiriaca satis habe
rent,scz de falsa que res nõ deberet sustineri.Qzsi tiriaca esset vera
multi viri moriũtur q viuerẽt:si ipsa vellent vti . Et nõ credas di
ctis meis:sed vide omnes auctoes de tiriaca vera loquentes.Qua
re omẽs medici cũ iusticia vnanimiter deberẽt illos trusatoes la
trones et populi deceptoes examinare,corrigere,et punire . Et nõ
solum in ciuitatibz.sed in oibus locis in quibus habitaut et frequẽ
tant Et si hoc fieret:exinde magnũ insurgeret bonũ: et specialiter
in oibz egritudinibz pestilẽtialibz,in qbz tiriaca sine excessu reqrit
C Septimo preseruatoz suis patiẽtibus debet ordinare vti acetosa
siue acetosella.qz in oibus egritudinibz pestilẽtialibz valde quenit
Et sũt quidã dicẽtes qp si aliqui comederent sero et mane vnũ bolũ
de acetosa:qp preseruarẽtur a pestilẽtia.Valet ei cordi,stomacho,et
epati calidis. et venenis resistit et putrefactiõi . extinguit instãma
tionẽ in corpore existentẽ.Quare oino tibi qsulo ipsa vti in cibari
is medicinis et salsamẽtis oibz diebz tpe pestilẽtie.Est res ei p pau
pibz valde queniẽs. Preseruatoz eni oim in suis cãpis largo forosi
ne expensis eis tribuit. C Octauo preseruatoz põt nature humane
succurrere.Sicut dicit Galienus,administrãdo bolũ cum aceto et
aqua:qd est medicamẽ vtile et cõueniens.qd solemus sic describere
Recipe.bol armeni scropulos duos.aceti boni vini facti vnciã vnã
aque rosate.vel ipsius loco:cicore vel acetose.aut fontis vncias du
as.sirupi rosati:si haberi potest/vel limonũ. aut de acetosa. z. vi.
administretur totũ illud patiẽti anteqp exeat de domo.Et si patiẽs
haberet pectus debile aut ptisim vel aliud accidẽs:tsic remoueatur
acetũ.et tm de vino albo et subtili ipsi9 aceti loco ponatur. Jstud
remediũ est laudabile et pauperibz cõueniẽs.C Nono preseruatoz
oi mane poterit administrare suis patiẽtibz de isto electuario qua
libet vice.z.iii. cũ aquis rosap acetose et scabiose vel melisse.Et est
nostre descriptiõis p pauperibz satis cõueniẽs.qz nõ est carũ in pre
cio:tũ multũ,est preseruatiuũ.cõsidera ingrediẽtia.C Recipe.pul
ueris se cardonis bñdicti.acetose oximiana.z.ii. se citri melonũ et
citrãgulop.ana.z.i.et dimidiã.zodoarii.sandalop citrinorũ. ligni
aloes coriãdri preparati.ana.z.i.cinamomi rosarũ rubeap ana.z.
iii.gariofilop galãge macis ana scropulũ vnũ.croci.z.iiii. mirre
bol i ana.z.vi. doronici ossis de corde cerui. rasure eboris diptami
radiq tormẽtille,ana.z.i.aque.rosap acetose. buglosse cicoree ana

D.i

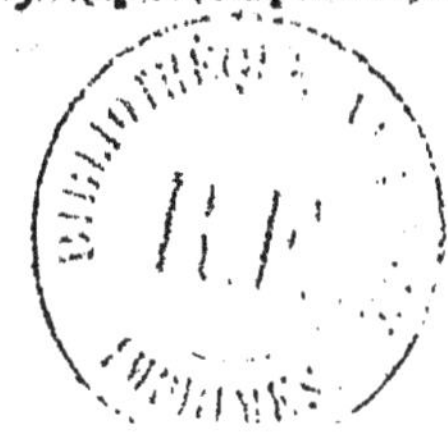

vncias duas.aquaȝ melisse scabiose.ana vnciã vnã ꝓ dimidiã.zuc
care libras duas.bulliãtur aq̃ cũ zuccara vsq̃ ad spissitudinẽ meꝉ
deinde addãtur pulueres.et fiat electuariũ i forma opiate.reserueꝉ
iu vase terreo vel vitreo ꝛ ce.C Decimo preseruatoꝛ poterit istum
puluerẽ oꝛdinare pauperibus.est eni parui precii/magni valoꝛisꝛ
ꝗuia sit amãri sapoꝛis.C Recipe.Radicis toꝛmẽtille.bol armeni.
ana vnciã mediã.rosaȝ coꝛiã oꝛi prepati cinamomi ana ʒ.iii.ʒoꝛua
rii.terre sigillate pulꝛ triasandali.dꝛagagãti frigidi.dꝛaꝑpaueꝛ| añ
ʒ.ii.se citri acetose oꝛini galãge gaziofiloꝛ ana ʒ.i.croci.mirre.añ
vnciã vnã.aloe succo trini vncias duas.zuccare libꝛas tres fiat ele
duariũ in puluere.et eꝛ isto accipiãt volẽtespreseruari omi maꝛe
vnũ coclear.tꝑe frigido cũ vino subtili.vel cũ aquis cardonis bñ
dicti.melisse et scabiose siue tormentille Et tꝑe calido cũ aq̃s rosaȝ
acetose vel cicoꝛee.et sic de aliis scõm ꝙ poterit inueniri.Est ei me
dicina amara:tñ multũ est preseruatiua.ideo pauperibus ẽ vtilis
et cõuuetẽs.quia magni nõ existit precii et ceꝉ.C Undecio preser
natoꝛes pũt oꝛdinare multa et innumerabilia remedia:diuersaȝ ha
bẽdo cõsideratiões.vt sunt electuaria/sirupos et pillulas:pulꝛ.dꝛaȝ
et cõseruas et ceꝉ.Conserue eni rosaȝ buglosse et berberoꝛ.Cõser
ue inꝗ coꝛtiꝗ.citri.nenufaꝛ.et de acetositate citri.Et sirupos pꝛedi
daȝ.et de limonibus et granatis.ac etiam tamarindos et cassiam
fistulam.Ut dicit auerroys.vt.Colliget.Et sic vsq̃ ad infinita re
media.seꝗ ista pro presenti sufficiant pauperibus:quibus i nostro
principio proposuimus scribere.Sed si fuerint diuites et ꝙ expen
sas gerere possint:illis consulo cum famosioꝛibus doctoꝛibus fre/
quentare:et ab illis consilium verum petere.Et non cum vꝛinis:
vt multi faciunt.cum ita sit vt dicit Auicenna suo quarto:ꝙ vꝛina
in pestilentialibus moꝛbis sit pulchra et appareat laudabilis:et ta
men patiens tendit ad moꝛtem.sicut diximus ante.Quare medici
sapientes nõ solum debent oꝛdinare post vꝛinã:nisi aliud cogno
scaut:ne patientes et medici simul decipiantur.tamẽ infirmus ma
gis coꝛpoꝛaliter.igitur se ostendant et presentent medicis:vt super
oia rationabiliter medici habeant oꝛdinare prouidere//et medicari
Et qni non faciet ita melius est vt totum dimittatur.Non aliter
de modo curandi intendo tibi scribere.quia illud pertinet doctis vi
ris:et non indoctis nec pauperibus.Quare dũm aliquis actualiteꝛ
egrotauerit:sine moꝛa immediate querat consilium a veris medi/
cis.et non ab emꝑicis siue trustatoꝛibus.Ista tibisufficiẽt in ge

Ca.viii.de thenasmone

In hoc presenti capitulo de allegationibz non curamus rone breuitatis. Sed ad manum dextram verba doctorum sequentium intendimus habere. scz Auice. Guilberti anglici et Galieni Gordoni. sananozolle. ac etiam illius famosissimi doctoris in studio italorum ad presens rutilantis. mathei mediolanensis de gradi multorumqz aliorum et ceq. Igitur Thenasmon est passio recti et vltimi intestini atqz voluntas et motus continue egerendi et asselandi: cum magno pondere percepto in predicto intestino siue longaone. Ac etiam cum magno conatu et impotentia expellendi feces et stercora: nisi cum modico et paruo effectu: voluntate tamen sp remanente. Quare videtur patientibz qp debeat incessanter assellare. Et sic sp sunt in itinere euntes et redeuntes. et vt plurimum nichil faciunt: nisi ventositatem aliquam cum quadam portione flegmatis grossi viscosi et mucillaginosi siue mucosi cum paruulis guttis vel punctis sanguinis in ipsis ex euntibus apparentibus. et hoc est in principio. Sed cum diu frequentauerit: et materia erit in rugositatibus siue pelliculis predicti intestini: infixa grauans et adherens. ad cuius expulsionem mouetur natura cum conatu et expressione: que cum difficultate propter suam viscositatem/fixionem et adherentiam ab illo intestino euacuatur aut expellitur. q mala materia in illo recto intestino fortiter sic imbibita et adheres cu sua psictione .mordicatione aut corrosione vel sua viscositate/grossicie/et ponderositate/aut mala qualitate venenosa in ipso intestino derelicta pungit et stimulat virtutem expulsiuam. ac continue et supflue incitat illam. siue a calido siue a frigido: tamen indifferenter/rone quarum possunt fieri alie incitationes/puocationes/et stimulationes in aliis membris supioribz. vt in stomaco, meseraicis et epate vel in splene, aliis venis/siue intestinis propter qtinuatione. et sitr in matrice vel i toto. qre supiora membra cogunt prpellunt humores et supfluitates in ipsis membris qtentos expellere et euacuare. qd oi die p exeplu videre potes. Quedam egestiones sunt crocee/virides/ aut nigre. alie sunt flegma. cu saguie vel saguis cu rasura itestinorum

aut absq̃ rasura.etsic de cõsilibƺ. Quare rõnabile dicere possum ꝙ
Tenasmon vt plurimũ in dissinteriã termiat:spãaliter tṕibƺ infe
ctis et pestilẽtie.et maxie in estate et autũno:in ꝗbƺ sit magna alte
ratio in aere et ĩ suis qualitatibƺ. Et sic in corporibƺ nris corrũpũt
hũmores aut adurũt vel ad malã qualitatẽ nature odiosã talr ver
tũt ꝙ multotiẽs corpa nrã interficiũt. quare natura tanꝗ sagax
nitit et se fortificat illos malos hũmores expellere et euacuare. Et sic
oĩa mẽbra ꝓpter suã colligãtiã et cõtinuationẽ vniꝰ cũ altero ponũ
tur ĩ fluxu ꝓtim ꝗ volũtatẽ nature:ꝗ vi morbi et fortitudine expel
lit sãguinẽ accidẽtalr se volẽs a malis hũoribƺ ⁊ nociuis euacuare
et deonerare. Quare rõe ĩpotẽtie causat fluxꝰcõtinuꝰ ꝗ vt plurimũ
in talibƺ tṕibƺ efficit mortalio et pestilẽtialis. Dicit eñ auicenna.
Tenasmon aliud est verũ/aliud nõ verũ. Sed quocsꝗ̃ modo fiat
ad pñs nõ curamus multũ nisi ex pestilẽtiali. Et rõ nos mouẽs est
quia omĩ die videmus ex ipso thenasmone et dissinteria suple/diui
tes et pauperes/inuenes et senes:continue et subito mori. quorum
pietas magna existit et cet. Et cum aliquis vellet negare ꝙ talis flu
xus non fuisset pestilentialis siue epidimialis:pro nostra probatio
ne et cõclusiõe sufficit dicere:ꝙ subito multitudini hominũ in vna
et eadem regione ac eodem tempore simul accidit:et ꝙ sit cõmunis
et contagiosus:ex quo multi cuiuslibet etatis moriuntur/et aliqui
euadunt. Et si queris vltra:lege in prima probleumat̃. et differẽ
9̃. Consi.et habebis intentum. ⁋Cause thenasmonis in generali
possunt esse plures.sed scdm doctrinam:sunt primitiue/anteceden
tes et coniuncte. ⁋Cause autem primitiue possunt esse nimia frigi
ditas exterior circa partes posteriores et ani adueniens ex aere fri
gido/aqua vel lapide/aut ex aliqua alia resimili dura et frigida/vt
sedendo super terram gelu vel glaciem / aut recipiendo ventum et
aerem frigidos. vt accidit in illis qui frequentant latrinas et cloa
cas non clausas supra aquas et riparias existentes. quod est valde
periculosum et obliuioni impertinens. Et sic ratione predictorum
fit lesio circa ani regiones et fideris. ad cuius expulsionem natura
mouetur motu violento cum expressione/ ac si corporea esset:sicut
in singultu et cet. Etiam multotiens aduenire potest propter ni
miam caliditatem in aere dominantẽ/vel propter iꝑius siccitatem
intensam:vt circa ortum canis dissoluentes humores. quare potest
fieri ebullitio/corruptio/ et infectio in humoribus occasione aeris
ĩfecti et pestilentialis:fortea causa celesti vel terrestri nobis igno̊

ex quibus aduenientibus negare nõ possumus quin talis egritudo
dicatur pestilentialis siue epidimtalis:cũ ex illlis vt dictũ est supra
multi moriãtur in vna et eadẽ regione:et maxie pueri et pregnan
tes. Sicut dicit ypocras in afforismis. Mulier enim habens in vte
ro thenasmonẽ innatus aborsum facit et ce. Et ratio est. qz matrix
valde mouetur et fatigatur in motu assellandi. et totum corpus la
borat ex compressione inferiop partiũ. quare non est mirandum si
mulier aborziat ppter coniunctionẽ matricis cum intestino recto.
ex quibus doloribus et compressionibus totum corpus ponitur in
fluxu:et maxime quando thenasmon mutatur in dissinteriam siue
fluxum sanguinis. ¶Antecedentes autem cause possunt esse multi
mali hũiozes infecti z corrupti baurachiales salsi et acuti siue coleri
ci imbibiti in pelliculis et rugositatibus predicti intestini recti cu
laris:quiquidem humozes fuerunt geniti in stomaco/venis/et epa
te/aut in splene vel alibi. siue catarrizantes a cerebro/aut a toto flu
entes corpore. Est inq̃ alia causa maxima z que vt plurimũ accidit
tempore fertilitatis propter abundantiã et magnã copiam fructu
um cerasozum et pomop/prunozum/vuaq̃ recentium et vinop no
uorum non depuratop/et similisi. ex quibus generantur et pducun
tur multi niali et corrupti humozes ratione aquositatis predictop
fructuũ et ipozum indigestionis. vel propter corruptionẽ aliozum
cibariozũ et ced. Et sic apparet q̃ omnes maxime cauere debẽt a co
mestione fructuum tempoze fertilitatis. quia non potest fieri quin
fructusgeniti et nutriti in aere pestilentiali et corrupto: participẽt
in venenositate et malicia ipius aeris. Aduenit etiam ppter vlcera
et vermes existentes in corpore. et sic de qsilibus. ¶ Cause iterum
coniuncte sunt plures:vt sunt apostemata in predicto intestino ex
istentia. aut fistule emorroyde siue vlcera. vel ragadie. fka salsum/
aut aliquis alius humoz inherens et inuiscatus in predicto recto in
testino. Aduenit etiam propter grossam venenositatem imbibitã z
interclusam itra pelliculas predicti intestini : petentẽ exitum et nõ
valentem per inferioza exire. Et ista sepe colicam parit:et maximũ
dolorem inducit . Vel etiam propter acuitatem et violentiam ali
cuius medicine scamoneate/vel huiusmodi. que res est valde peri
culosa. Sicut hoc anno vidimus aduenire i quodam capellano ex
ecclesia metropolitana huius presentis ciuitatis:qui ex proprio mo
tu ab vno apothecario tres pillulas cepit. Et postea plusq̃ sexcenti
es assellauit. tamen diuina gratia preeunte sanatus est inuantibus

aliquibus perſonis. Quare aduertendū eſt ꝙ medici debent maxi=
cauere in adminiſtrando medicamina laxatiua in talibus tempori=
bus quia patientes illa die poſſunt medicinā laxatiuam recipere :
in qua ſunt parati in fluxum cadere, ex quibus inſequi poteſt infa=
mia. Quare auicenna dicit . Solutionem ſupra ventris ſolutionē
timoꝛoſfi. Poteſt item eſſe alia cauſa ex qua conſtātin⁹ et galienus
loquūtur in recitando vidiſſe hoiem thenaſmonē patientē ꝓpter la
pidē exiſtentē in inteſtinis: qui poſt exacuationē lapidis curat⁹ fu=
it. cuius rei ſano noꝛolla miratur. Sed nō eſt mirandū. qꝛ foꝛtioꝛē
caſſi hoc anno vidimus in hac pꝛūti ciuitate rotho. in quodā viro ſe
xagenario: qui doloꝛes intollerabiles circa partes iſerioꝛes p. viii.
dies et vltra ſuſtinuit abſq� egeſtione/et ſine aliqua vꝛine emiſſiō
thenaſmone continuante Omnibus autem remediis canonice ap=
poſitis: ſine finali ad cliſterꝫ. ſatis foꝛte aſcendimus: cum quo eua=
cuit tres magnos lapides per ſeceſſum/et tres per virgam: quos ad
huc pro preſenti habemus. et in illa hoꝛa ſufficienter vꝛinauit: et al
leuiatus fuit. Etiam alta vice vidimus vnam mulierem que ab in
teſtinis emiſit vnū lapidem quātitatis vnius nucis muſcate. qua
re non eſt mirandum ex vno. quia omnia nō poſſunt eſſe maſſicata
in libris. Sed vir prudens poteſt multa facere et cōpꝛehendere iu
xta doctrinā et canones noſtroꝛ prioꝛ: que nō ſic ſcribūtur neqꝫ ta
li foꝛma aut modo. tñ rationabiliter poſſunt fieri et ſuſtitui ꝑ expi
menta cū ratiōe. Et hoc ſufficiat de caulis thenaſmonis.

Igna thenaſmonis faciliter poſſunt cognoſci ex predictis. ꝗa
ſi fuerit thenaſmon a caliditate: tunc percipitur circa partes i
ſerioꝛes/ardoꝛ/punctura/et caloꝛ intenſus et ſebris ꞇ ſitis. Et dicit
auicenna. Credit eger ꝙ habeat ſal puluerizatū in ano ſuo propter
banrachitatem eius. Et ſi a frigiditate fuerit: ꝑcipit circa illas pa
tes frigus manifeſtum pondus/et grauitatem/ſiue ponderoſitatē
et in pectine, hanchis et propinquis partibus: cum nimio conatu ꞇ
voluntate continua egerendi et aſſellandi . tamen ex illis modicus
conſurgit effectus: niſi ex modica ventoſitate cum quadam poꝛtio=
ne flegmatis groſſi, viſcoſi, aut ſalſi vel muſcoſi/id eſt putridi . vt
narium. et ceꝫ. in quibus apparent guttule ſiue puncti ſanguinis
ex ruptura quaruſidam venarum accidentes propter compꝛeſſiōem
et abraſionem acutoꝛum humoꝛum deſcendentiū excoꝛiantium et
coꝛrodentium inteſtinum rectum et ce ꝫ. ℂ Et ſi thenaſmon fuerit
peſtilentialis ſiue epidimialis: leuiter poterit cognoſci. quia mulꞇ

ex illo in vna regione infirmantur et moriuntur. aliqui tamé eua
dunt cum adiutorio et recto regimine, Ex aliis speciebus parú cu
ramus.q̃z nostra intentio magis versatur circa pestilentiales mor
bos q̃ aliter. ex quibus multitudo gentiuni frequenter moritur et
destruitur.Quare pauperibus ad nostrum posse succurrere delibe
ramus:qui pecunias nobiscum exponere non valent.

q   Uantū ad modum curandi thenasmoné intelligere debes: q̃
       non est nostra totalis intentio. quia res paupibus est ipossi
bilis canonice illud facere: cum doctores et viri experti in hoc sem
per suani non obtineant voluntaté:q̃uis canonice laborent.Quia
aliq̃n qualitas materie est magis cōsiderāda q̃ ipius q̃titas et ce̊
Sed vt ṗmissum teneamus quedam facilia remedia scribere volu
mus:cū quibus multi se iuuare poterunt in absentia et defectu me
dicorum et pecuniarum. Et primo sic facias.consideta signa predi
cta:et cum videbis materiā a fundameuto exe̊tem (flegmaticam/
grossam/et viscosam ventositate participante: cum aliqua appare̊
tia sanguinis vel absq̃ illa. et cum patiens non percipiet calorem
ardorem aut puncturam circa partes inferiores: imo sentit frigidi
tatem/pōdus et grauitatem:tunc sic facias.Recipe.se lini fenugen
florum camonulle melliloti ana.ʒ.ii se. aneti marätri amsi ana.ʒ t
origani calamenti ana.ʒ.iii. maluarum fursur̃ macri bismaluarū
ana.p.i. ficuum numero quatuor:fiat decoctio pro vna iniectione
aut pluribus scdm q̃ videbis licitū et cōueniés esse.Postea coletur
in dimidia libra illi̊ collatute dissolue mellis rosati collat̃ vnc̃ ou
as.oleop aneti. camonulle.et liliop ana.ʒ.vi. fiat enema siue cliste
re illud administra in mane stomaco teiuno. vel post pradisū: lōge
à cibo.Et sic facere potes bis in die/vel minus.aut iterp in scda die/
vel tercia reiterare dū fuerit necessitas:Et nō sis audax trālire istã
q̃titaté clister̃. cū Aulc̃ fit qtētus cū dimidia libra.Et hoc ꝓpter ꝟ
bilitaté loci ac ip̃z̊ doloré.Ampli⁹ facere potes suffumigiū cū sul
phure sub fūdameto multoties in die.Juuat ei multū Ut all ptīc.
suo tercio.Uel capias tapsū barbatū/gallice. molanie quattuor aut
quinq̃ manipulos: postea tere. deinde ip̃m bullire facias i vino ru
beo. i sequēti fomēta locū iferioré pectiné ꝑtes adiacētes et qtinue
facias.Ualet.eimirabitr̃.q̃si i oi cã.Uel sic facias.Recipe furfur fru
mēti.p.ii.flozes camonille mellilloti.rosap rubeap añ.p.i.bulliā
tur in vino rubeo. deinde fiant fomētatōes saccellatiōes aut euapo
rationes circa partes secretas.et hoc qtinuādo tã de die q̃ de nocte:
o.liii.

cauendo sēper a frigore. nec patiēs a lecto suo surgat:si fuerit possi
bile . Et cum casus aduenitet ꝙ materia esset saniosa mala ac cor
rupta indigens mundificatione : tunc accipias aque ordei albe. li
bram dimidiam mellis rosati vncias duas fiat clistere. Et si fuerit
necessitas reitera si libet. Et cum fuerit thenasmō ex humore putre
facto imbibito in illo recto intestino ex flegmate aut colera. aut fu
erit flegma viscosum. vel ꝙ erit ibi calor/ardor/aut puuctura:tunc
curabis cum ablutione. Sicut dicit Auicenna:capiendo vncias. vi
aque oliuarum sallitarum. et ex illa fiat clistere . Et reiteretur do
nec mala materia ab ītestino recto remoueatur. In illa autē aqua
est ablutio et stipticitas. Quare auicenna illam elegit pro speciali
medicamine. Multa sunt alia remedia : sed medicis et practicanti
bus dimittuntur. Et cum fuerit necessitas consolidandi aut constrin
gendi:medicamina stiptica inuenies in capitulo de dissinteria. Le
ge ibi. Sed pro presenti ista habent locum in defectu et absētia me
dicorum:et pauperibus sufficient

    In dieta thenasmouis semper cauere debemus ab omnibus
rebus acetosis:et etiam ab amaris siue acutis. Et per hoc in
telligere debes ꝙ acetum/limones/et species calide/alleum/sinapi
um et cepe. etiam carnes bouine nigre/ et porcine/ vina valde cal
da /cibaria pipereata siue sallita / aut pisces viscosi recentes et cito
corruptibiles. aqua et fructus in generali qui multiplicant sangui
nem aquosum putredini paratum:specialiter temporibus pestilē
tie. Et generaliter omnia que faciunt egestionem excoriatiuam/do
lorosam et mordicatiuam siue fluentem:omnino euitare debemus
Auicenna laudat lac decoctum nouiter tractum ab animali. et dicit
ꝙ restringit et linit locum dolorosum:concedo. Tamen in pestilē
tiali posset nocere:dum se conuerteret ad putrefactionē. Et sic vtan
tur bonis cibariis patientes et laudabilibus. quia comedentes et bi
bentes rationabiliter ex thenasmone raro moriuntur inde. Et me
liores carnes sunt perdices/fasiani/cappones/galline. brodia et car
nes siue collaticia et cea. Lac amigdalarum in aqua ordei factum.
ordeum mundatum in lacte amigdalarum decoctum. Et bona cisa
ria psualia. vt rizum /gruellum siue auenatum. et pultes ex amito
vel ex farina rizi. et panis sit albus /azimus non nouiter coctus. Pi
sces non conuenisūt:sed ratione necessitatis elige ex melioribꝫ qui di
cti et nominati sunt in regimine pestilentiali. vt supra. Tamē ad
uertere debes ꝙ semper medicus habet considerare diuersitatē egri

tudinis: et scdm illud diuersificare debet dietã ad calidũ vel frigi/
dũ/humidũ/vel siccũ:sdm q casus requirit et expiẽtia docet. qz põt
illud recte ordinare in nocte/qd debet mutare in mane.De aliis the
nasmoniṣ ptinẽtibz aliqd dicet in posterũ cũ tractabit de dissinteria

Ca.ix.de dissinteria intestinali.

Dissinteria autem est vẽtris fluxus cũ sanguine et excoriati
one vnius aut plurisĩ quinqz intestinoẓ cõtingens . Dicit
eni breuiloquus de mente papie: q dissinteria est sãguine
us fluxus ventris cũ excoriatõne intestinoẓ et ẽ.Qu are videtur q
improprie dicantur dissinterie fluxus epicus vel emoroydalis/aut
meseraicalis.et sic de qsilibus.ex quibus egreditur sanguis fluxus
vel in quibus nõ associatur excoriatio neqz vlceratio.Et dicit qui
qz intestinorum ratõne thenasmonis existentis recti intestini ser ti
passio.Igitur princeps suo tercio sextadecia.cõ.Creator sublimis
dixit.Et numerus quidẽ intestinoẓ sũt sex: quoẓ tria supiora sunt
subtilis substãtie,et in egritudinibz magis piculosa.et tria inferio
ra sũt minus piculosa:incipiẽtia a monoculo et sũt grossa,spissa,et
pinguia intrise9 ꝛ ce.Et sup tria supiora nõ est pinguedo ic.Qua/
re multũ timendũ ẓ dũ dissinteria ab illis pcedit. qz inter oẽs flux9
dissinteria videt deterioẓ spẽs:Quis ex oĩbus spẽbus pclitentur et
moriãtur plures.cũ nõ tm. qz vt plurimũ efficit pestilẽtialis. et p
eã sanguis et sedile nature atqz vite euacuatur et desluit . Igit nõ
me mordeant inuidi si fuero prolixus in determinatione tãti mor
bi:cum ex ipo in ista regione multi:multis et diuersis annis simul
et in eodem tempoẓe ab hoc pestifero morbo moriantur et recedãt.
Nunc de causis dicendum est.
Ause dissinterie et alioẓ fluxuũ:vt dicit Gordonius,aut sũt ex
teriores,aut interiores.Sed tñ scire debes q cause flux9 ei9 ad
uicẽ hocmodo cõicare pñt. qm aut eius causa ẓ debilitas virtud cõ
tẽtiue,aut digestiue vel expulsiue,aut fortitudo eius:cui9 debilitaẓ
aut fortitudinis causa est.aut mala qplexio imaterialis ꝛc.Exterio
res ergo cause pñt esse cibaria acuta/sallita/et mordicatiua.vt sunt
cepe,porri/et allia/sinapiũ/medicine valde calide et acetũ/aut me
dicine aloetice,scamoneate siue cũ colloqntida acuate.vel ex elebo
ro ꝛ rapiẽte vitã/aut esula.et sic de qsilibz.Pñt inñ esse cause exte

riozes ez vsu et frequentattoe fructuu coztuptibilium. vno modo
cum tales fructus sunt nutriti et generati in aere infecto et cozrupto
male influectie. Scdo modo ql ex fructibz generantur humozes pu
trefacibiles:qui humozes leuiter sua corruptione acquirunt malã
qualitatem/mozdicatiuam/venenofam,et pungitiuã. et sic caufãt
dissinteriam peffimã et plurimis peftilētialem: propterqd non eft
securum talibus fructibus vti tempoze infecto et peftilētiali:maxi
me in eftate et autsino. nec vllomodo conueniunt pueris : Quis fit
cõmunis vsus. tamen multi ratione fructuu mozisicur inde. Quia
non poteft fieri quin fructus geniti et nutriti in tempozibus cozru
ptis et iufectis participent in eadem infectione et cozruptiõe. Qua
re Auicenna dicit . Moztalitas cozrumpit arbozes et vegetabilia.
Ideoqz cozrumpuntur ex animalibus que ea comedunt . ideo ho
mines qui eis vescuntur:corrumpuntur. Igitur cum Auicēna cõ
cludere volumus:qp in omnibus tempozibus epidimialibus et pe
ftilentie:bonũ eft et securiffimũ ab oibus fructibus in generali ab
ftinere. specialiter ex illis qui geniti fuerunt in aere infecto et coz
rupto atqz nutriti. Et si egritudines fructus requirerent: vt febzes
granata. fluzus citoma et sozbas. peftilentia limones et ribes et c.
Tunc medici sumant ex illis qui geniti et nutriti fuerunt in regio
nibus mundis fanis et non peftilentia cozruptis Et tales fructus
tali modo satis bene conueniunt: tamen sumantur cum difcretiõe
Et si rationi credere non vis propter tuam gulofitatem : vide,spe
cula et elige : et tue difcretioni remittimus. ¶ Amplius sunt alie
caufe exteriozes diffinterie .aliquando propter aliquam influentiã
et conftellationem cuius euentus ignozatur a medicis:tamē aftro
logi in hoc habent prouidere. Sicut hoc prefenti anno vidimus ad
uenire:qp multi iuuenes et senes/diuites et pauperes,atqz nobiles
ex hoc obierunt et receflerunt: quozum caufam aftrologi dicere pf
funt effe a longo tempoze. Anno enim domini.1484. vicesimaqui
tã die menfis nouembzis:fuit coniunctio mala et peruerfa faturni
et iouis in scozpionis figno frigido et humido venenofiffimo in do
mo martis . Cuius coniunctionis nundum effectus adimplentur:
cum saturnus in triginta/iupiter autem in duodecim . et cec. Fuit
autem a coniunctione in sequenti anno maxima solis eclipfis. vt
die marcii in ariete sub dominio martis. Fuit iterum ãno vltimo
elapso vicefimãtercia die decembzis coniũctio saturni et martis in
capricozno/que domus eft saturni . Et hoc anno prima die menfis

septembris fuit ipsorum oppositio. et ceq. Dicit autem Ptholome
us. Mars autem quonia naturaliter est comburens:et maxime cu
in capricorno fuerit. Dicit autem haly de epidimiis. Et si infortu
nator fuerit mars:erunt infirmitates calide. Et si fuerit saturnus:
significat infirmitates saturninas longas et durabiles. et maxime
si fuerit potens in signo frigido et sicco. Iterum Ptholomeus ca
pitulo quinto quadripartiti. Opera quide saturni atqz martis et c.
alter per frigiditate/alter vero psiccitate intensa opatur ic. Et scdo
quadriptiti iteru dicit. Et capricorni signu vniuersaliter nimis hu
mectat. cuius principia coburut et destruut meridionalia bsedat i
destruut. Ite Ptholo. 3. quadriptiti dicit. Aut ex humoribz ad me
bra discurrentibz macilentu morbidu. ic. Plaga etia in itestinis ic
Ide eode cp. Mars aut sputu sanguinis ic. Et ipedimeta ppter in
firmitates que in locis occultis accidut: queadmodu vlcera calida
ignea/necno et vlcera q corrodendo crescut. Et eode cp. Na cancer/
capricornus/et piscis:et oia signa quop figure siluestribz aialibus
atqz piscibz assimilatur:infirmitates ppie generat, q corrodeo au
gmetantur excoriatoes ic. Et dicit haly. Et oppositio saturni i mar
tis peiores et falliores demostrat significatoes;ipop coiunctioe ic
Et sic cosidera coiunctione prima eclipsim pdicta,et vltima gisctio
ne et eop loca naturasqz planetap pdictop. et no dubito quin inue
mas sufficietes causas istop fluxuu: et forte alterius pestiletie futu
re. Et itep cosidera introitu solis in ariete in marcio prio sequenti
et eclipsim solis sequente. Et oibus istis rebus bene cousideratis i
sufficienter masticatis 'et que supius breuiter pro meoria notatur:
tunc ex contingentibz, et no de necessitate iudicare poteris de fluxi
bus pestilentialibus morbis pestiferis,et egritudinibus catarriza
tibus ic. que astrologis dimittimus:cu sint res ex pnti negotio no
existentes. nisi inguum aer per influentia alteratur in caliditate,si
ue siccitate: aut i ambabus qualitatibus. quare potest causari dis
sinteria. et cet. ⸿ Posset tamen aliquis dicere q siccitas temporis
vel aeris chimos minorat. quia siccitas sola per se generat colera.
et cetera. Sed quauis diminuat chimos quantitatiue:tamen acu
tiores,calidiores,et furiosiores illos efficit qualitatiue i reddit eos
subtiliores:et sic transeuntes per loca. Radunt;pungunt / et exco
riant intestina ratione sue malicie et venenositatis. Quare semper
notare debemus verba auicenne;vbi dicit. Cum yemi meridionali
ver superuenerit septetrional ic,et ver gseruauerit materias vsqz ad

eftate: multi plica buutur in anti fino moztalitates in pueris et multi
plicabuutur in eode tpe fuple diffinteria et iteftinop vlcera + fanguis
egeftio it eode cp. Cu ver pluuiofti et meridionale fuerit: ipmq3 ye
mi fupue nerit: multiplica buutur in eftate febres optolonna et natu
re folutio et fanguinis egeftio. Et plurimu hop otigit ppter reuma
tifmos huozes i ppter cp flegma qd fuit adunatu i yeme ad foramia
defcedet occulta reo cp ipni mouebit calor i ce. Igit clare videre po
teft vir doctus qu pluuie multiplicatur i yeme abfq3 magna frigi
ditate et gelu aut correctioe aeris: imo fit yenis pluuiofti nebulofti
et pruriginofti fiue caliginofu cu aliquali leta caliditate. Et vei fu
puenies fuerit frigidu et ficcu feptetrionale tenes fatis ppinq illa
natura coferuas huozes q fuerut geniti in yeme vfq3 ad eftate i tfic
eftas fupuenies calida et ficca diffoluit illos huozes et fluere facit.
et in aliqbz ebullire. Quare no mireris ide fi fluxus fanguis diffin
terie et febris generetur et fquinacie. qz huozes deflubi p viam reu
mgtifmi. ac etia pmodu moztdicatois et corrofionis du materia ve
nenofa ex influetia caufata affociat. Et hoc fufficiat de caufis exte
riozibz. Caufe iteriozes diffinterie put effe imediate aut remote.
Immediate cu materia e colerica ptugitiua et aculta/mordicas/cor
rodes aut excozias rone fue caliditatis/acuitatis vel malicie vene
nofe. Et hoc eft quod dicit auicenna. Et illud abradens aut eft ma
teria colerica. et per hoc cp dixit colerica: intellexit de omnibus fpe
ciebus colere ex quibus diffinteria poteft caufari. Tame confilia
tor et plures alii non videntur confentire cp ex colera praffina fiue
eruginofa caufetur diffinteria. Sed illud pro ftudio dimittitur. qz
non prefenti negocio pertinet. Aut eft materia melacolica fubftlis
actulta propzie. qz humor melacolicus groffus non aduftus rariffi
me caufat excoziationem. Uel eft flegma falfum/aut ruptura vena
rum. vt fanguinis acuitate. Uel funt materie vizulete/ faniofe. aut
feculente excoziantes. aut ex apoftemate in inteftinis exiftente, et
fic de confimilibus. Caufe autem magis remote dici poffunt ra
tione aliozum membrozum. Quare Auicenna de caufis immedia
tis et remotis fermone breui dizit. Et predit ab ipis inteftinis. et p
hoc tagit caufas imediatas pbzdas it. aut ab eis que funt fupra ipa
et peruenit materia ad inteftina et tficppofitu fci caufas remotas
tangit. Et fic materie ab aliis mebzis venietes ad inteftina caufat
aliqu fluxu diffintericu imprpzie dictu. quia diffinteria tantu im
poztat ficut paffio quinq3 inteftinozum cum rafura et fanguinis

egestione it, vt habetur prima pbleumatu. et aforismorū quarta.
et per cōsiliatorē cōfirmatur. Igitur pʒ ǫ fluxus dissintericus im/
ꝓprie causetur aliǫn a capite ꝓpta reumatismi ad stomacū et intesti
na fluentis. vel a stomaco/miseraycis aut epate/vel a splene, aut a
corpore toto. vt ꝓpter oppilationes aut liquefactiones: vt in ptisi.
vel propter crisum/siue obaliquā retentionē aliquaꝝ euacuationū
cōsuetudinalisū tā diu retentaꝝ. Quare ꝓpter ฿oicta et eoꝝ silia ma
teriā mādantia in intestinis supioribʒ aut inferioribʒ vel in ambo
bus: causatur fluxus ǫ ꝓprie nō dr dissintersacus/licet iproprie ti
catur. Et scōm Gall. Auic. et ypoc. fluxus dissinterie tripliciter di
uiditur: Primo eni cū exeūt pinguose mucositates corruptioni na
risū siles et mucillaginose cū stercoralibʒ: tūc dicitur mucosa. et ista
est satis facilis cure. Scdo cū apparēt cortices parue et subtiles cū
egestionibʒ. et ista in curatione est mediocris: tū festinandū est in
medicādo. et dicitur corachia. Tercio cū substātia frustra et maio/
res partes intestinoꝝ emittūtur: tūc dici potest mortalis a medicis
et vocari corticalis. tū psūdissime et mature ista sūt a medico nouit
practicāte ꝑsꝑare. qr aliǫn apparēt excoriatōes magne ab itestinis
inferioribʒ cū pinguedine rasura magna et carnositate apparente:
cū quibʒ pōt haberi defectus in iudicio. vt psūti anno vidimus in ǫ
dā generosa que plures rasuras pingues et carnosas appētes emit
tebat ad longitudinē vnius palme et in magna quātitate. ex quibʒ
dubitabāt amici de vita: et nō sine causa. tū ꝓuidētia diuina sana/
ta est. quare attētus sis circa dissinteriā. Et ista de causis interiorib;
bus ꝓ psūti trāssient et si vis vltra: lege ibi loco ฿allegato Creator
sublimis: et habebis intentū. Qr ǫuis(ꝑ modū dicēdi)aliqua inter
ponātur: tū nostra pstis intētio nō est de fluxu epatico cerebrali/nec de
aliis quocūqʒ modo siāt. nisi de dissinteria ǫ frequēter sit infectiua
et pestilētialis: qd exēplo apparet nō indiget pbatiōe: cū plurimi ex
inde moriātur in vno et eodē tpe. ℂ Signa dissinterie demōstrati
ua sunt: cū in supioribʒ intestinis causatur dolor/pūctura et gurgu
latio siue tortura inter stomacū et vmbilicū. et vt plurimū in prin
cipio egestiones apparēt colerice/tinde/et pūgentes intestina. dein
de succedit vlceratio et rasura et sāguis ec cetera. Tū scire debes ǫ
dissinteria siue fluxus sanguinis habet quattuor tpa: ǫ medicus di
stinguere pōt scōm ea ǫ egre disitur/vel iuxta sinthomata. Et speci
es ipsius dissinterie sunt tres in quibʒ diuersificātur egestiōes. In
prima apparēt mucositates tincte et colerice vel sanguis, sicut lotu

ra carnis rc̄.Et magis fetent q̄ ille q̄ exeūt ab inferioribz intestinis.
et dolores in illis sūt fortiores et q̄uiores respectu iserioru̅. Etiam
materie exefites a supioribz ītestinis scilibz cū stercoralibz sūt valde
p̄mixte. Et in euacuatiōe et assellatiōe illap̄ materiap̄ p̄lōgat̄ tp̄ūs
magis q̄ ex inferioribz. In scda specie vt dicit Gilbert⁹cū materia
venit ad augmētū:tūc appēt cortices subtiles sicut rasura p̄game-
nt.et sūt cortices subtiles intestinop̄. In tercia specie emittunt frustra carnosa q̄ in veritate ab inferioribz p̄cedūt . qz a supioribz talia
nō p̄ūt euacuari p̄pter q̄cilitatē illop̄. Et cū a q̄cilibz euacuent̄ p̄tes
a rasure magne:tūc illud siḡt q̄ expeditū est negociū.et postea mo-
riunt̄ successiue cū pullu vermicuolo ꝛ formicāte. et aliqū cū singultu et frigiditate extremitatū:faciebz a sūt illop̄ p̄nosis valde altera-
tis. Et medicus oꝛ vigilare in q̄siderādo materiā fluxū sacietē ꝛ vt
eā possit euacuare/alterare vel restri̅gere si fuerit necessitas. aliqū
etiā materia ē crocea/viridis aut nigra/melācolica vel flegma sal-
sūet sic de q̄silibz. Sed ista p̄tinēt practicātibz magis q̄ paupibz:q̄
illud discernere nō valēt.q̄re spad viros exptos lates recurrere. Et
si fuerit dissinteria p̄pter iseriora itestina et q̄ excoriatio i illis assit:
tūc doloꝛ erit ab vmbilico iter⁹ et multū appebit eꝛ pingue die. qa
sūt magis pinguia q̄ supioꝛa.et sāguis nō erit tm̄ admixtus cū ege-
stionibz: p̄pter q̄ distātia nō est magna. quare eito materie fluꝛ⁹ et
rasura exefit: et adest p̄ua moꝛa inter volūtatē, doloꝛē/et egestionē
Sed si fuerit dissinteria ex mediis mediocriter signa inter ista duo
expto viro manifestabsitur.qz vbi doloꝛ:ibi moꝛbus. Et si dissinteria ip̄roprie fuerit. vt p̄pter oppilationē epatis:tūc fluꝛ⁹maioꝛ erit
de nocte q̄ de die/et interpolat⁹tenēs poꝛismos et egestiōes appeꝛēt
qualia sāguie sepate. et talis fluꝛus cū modico aut nullo doloꝛe accidit. Et remittit cibū vel aliū:vt dicit prin̄g. Et si vis vltra:lege de
fluꝛu oppilatiuo et dissinteria ep̄ica rc̄. Et ille q̄ plus de die assellat
q̄ de nocte:est debilitas stomaci. tn̄ oꝛdinē nicqz hoꝛas p̄ seip̄m n̄ bꝫ
in quibz crescat:imo ꝛ scōm regimē. Sed scdīn assūptionē cibarioꝛ
et oꝛdinē illoꝛ atqz naturā/cū foꝛtitudine aut debilitate virtutum
digestiuaꝛ retentiuaꝛ aut expulsiuaꝛ:medici iterest iudicare de fluꝛu stomaticali. Cerebralis aūt fluꝛus magis fit post magnū sōnū .
qꝛ in sōno materie reumatice et cotarrales fueꝛt genite/retēte/et cō
fuate.et post sōnū euacuātur quasi tenerēt poꝛismos. Et cū hoc apparēt signa catarri:vt est descēsus materie catarrizātis in guttureꝛ
cū debilitatē cerebri et capitis doloꝛe. Et si cupis amplius de fluꝛi

bus hȝe signa: viſita capſa de oībȝ ſpēbȝ in gñali. Oz nrã intētio vt
diximꝰ eſt de diſſinteria ꝓprie dicta: ꝗ vt plurimū fit peſtilētiaſ. cu/
tus ſigna ſūt. Oz multi in vna et eadē regiōe ex illa in vno tꝑe mo
riſitur. et efficitur tanꝗ ꝗtagioſa. et ante iꝑius aduentū tꝑa ꝑterita
fuerunt vel de preſenti aſſunt valde calida vel ſicca exeſitia ſuã na
turalē cōplexiōnē in aliqua quattuoz qualitatū vel in pluribȝ. Et
ois vir doctꝰp iſta ſigna ſatis faciliter ꝓterit cognoſcere diſſinteriã
iteſtinalē. Et ſi fuerit aliꝗ alia ſigna: tñ ad iſta rōnabiſr et canoni/
ce pñt reduci. Sed āteꝗ ad curã diſſinterie accedã ꝗdã gñalia ꝺ flu
xu vētris canonice itēdo ſponē Ꟈ Prio medicꝰ oi fluxu dz ꝗſideraꝺ
regiōnē/etatē/et ꝗplexiōnē. ꝗſuetudinē/regimē ꝑhitū/ et vtutē/tꝑ s
egritudis/ꝗtitatē materie fluētis/et colozē iꝑtꝰ maliciã. ac etiã iꝑi
us fluxus venenoſitatē. qꝺ faciliter habebit cognoſcere. qz multi in
illa regiōe moziunt ex illo et ꝗtagioſe ꟑ ce. Sed bñ notare debes ꝗ
ſidꝫ p multū tꝑs fluxū neqȝ vomitū nō habuerit: et ſubito aduene/
rit ei/feſtinãter neqȝ ſubito reſtringēdus eſt: ſpeciaſr cū mali apa/
ruerit hū0zes. quare primi ſcda. Sanus ꝗ nō exercitaꝺ multotiens
egerit virus et ſaniē: que ſibi purgatio et euacuatio eſt laudabilis.
Ꟈ Scdo ſciendū eſt ꝗ aliqñ aduenit fluxꝰ diuerſoz colozū. et videꝺ
prima facie ꝗ ſit fluxꝰ epicus aut diſſintericus. et nō eſt vnus ꟑ nec a/
lius: imo ꝓcedit a natura ſe deoncrãte virtute expulſiua exſite ſoy/
ti. Interioz. vi. Et hoc aduenit ꝓpter accumulationē humoz a lō/
go tꝑe in cozpoze genitoz. et ſozte rōe debilitatis epatis aut iꝑius
infirmitatis illud accidit. Nã ſi mali humozes digerantur in epa/
te: tunc ſequitur ꝗ ex tali digeſtione mali a bonis ſeparentur. iuua
mentum eſt bonum tenere: et malum expellere. Igitur caue in eo/
rum reſtrictione. Et ſunt verba Serapionis. Et hoc vult Alexan
der: cum dicit. Multi indocti mox a principio dare preſumunt an
tidota de opio iuſquiamo et de mandzagoza. Et ſic fluxus pzo tem/
poze retinetur: ſed poſtea augetur. Ꟈ Unde ſis memoz prouerbiſ.
Non eſt neceſſe ſtabuli hoſtium claudere poſt ꝗ equus furatus eſt.
Ideo in principio fluxus noli vti ſtipticis/donec cozpus mundifi/
catum fuerit per ſe vel medicine bñficio. Sed cū fueris vocatꝰ cir/
ca diē decimū vel duodecimū: tūc cū ſtipticꝰ poteri incipe tenēdo ver
ba auicenne. a ſingularibȝ reſtrictiuis incipiēdo/ꝗ ſi nō valuerint
tūc aſcēde ad ꝗpoſita Ꟈ Tercio ꝗ qñ materia diſſinterie fuerit trãſ
miſſa ab epate vel ciſti fellis ad iteſtina coletica: tunc eã cū magna

oiscretione oiuerte p vias vrine cu oiureticis frigidis: vt cu semini
bus frigidis maioribus mundatis,et alkekerigi et cu aquis et siru
pis cicoree.endinie scariole ic.Sed securius esset p vomitu: dum co
plexio etas,et virtus illud corederet.Et ad hoc valet fricatioes su
dores et pororatificatioes CQuarto sup oia studere debes in puo
catione sonni.qz est res vna ex magis iuuatibz.Et sut verba Auice.
Et no administres brodialia aut sorbitones tenues quin stipticita
te participet.vt erizu pulmeta et samch ordei et ces.CQuito si sue
rit fluxus ventris cu caliditate:tuc administrare debes medicamina
frigida stiptica.vt sunt rose anthera et platago.balanstia coriadru
et boln ic.Et si fuerit cu frigiditate:tuc ordinare poteris stiptica ca
da.vt sut carabe.nux cipressi et mastic et olibanu et sikia.Et scito q
caliditas aliqu iuuat ad retinendu fluxu.qz facit penetrare cibum.
et sudore puocat et ce.Et si cu fluxu fuerit tussis:ab acetosis tu
qz poteris cauere debes.CSexto in dissinteria patietes debet absti
ne re ab acetosis amaris et sallis siue acutis.Sicut diximus in cap.
de thenasmone.qz oia illa egestiones pfigitiuas mordicatiuas et
conatiuas reddut et facisit.CSeptimo q medicus in dissinteria pe
stilentiali suple/no debet expectare digestione materie in euacuando
Ut vult ypocras.nisi fuerint furiosa.qz egritudo vt plurimu est ve
nenosa et furiosa.quate non debet expectari digestio materie.imo
cuoi festinatione euacuare debemus: du patiens illud tollerare po
terit antequi inimicus possit vincere naturi.C Octauo quando vl
ceratio vel excoriatio in dissinteria fuerit in intestinis supioribus et
supra vnbilicu:tuc medicari debemus cu medicinis et cibariis co
uenietibus ordinatis et administratis supius per os.Et si fuerit in
firmitas in interioribz:tuc p inferius succurremus.Et qn fuerit in
medio vel in ambobus:tuc p supius et inferius,interius et exteri9
retro et ante habebimus medicari:applicado sp medicamina interi
us et exterius:ante refectione/et no post.Et hoc tm in cibariis tu in
medicinis.   Nono pcauere debes ne patiens a lecto surgat a assel
landu.sed hoc faciat in lecto.qz est res agitans/pturbans,et mouens
humores in corpore.Quare augmetatur fluxus:vt per expietia in
nauigatibz oi die videre potes: q ex motu et agitatione vnoquia ma
rie puocatur ad vomitu.Quare melius est illius stomomas muli
erculas dimittere et in lecto egerere q ad viam ignota et pres anti
quos ita cito ascendere   Decimo patiens inter oia debet abstinere
a oibus aie accidetibus.qz p hoc spus mouetur interi9 et exterius

calefiůt et infrigidātur et humores ebullisitur : et facisit cadere in
febres/et aliqū in immoderatos fluxus. sicut vidimus hoc přti āno.
Et si dissinteria improprie dicta esset a causa remota: vt a cerebro/
stomaco et mescraicis epate, splene/aut a toto: tūc habebis recapitu
lare decimasexta tercii. vel roi consi differeń. et scōa mediolauēsis
atq3 in aliis ntis palegad:quos tōe breuitaď dimittimus. et ibi ag
gregare poteris intentū. Qr vt sp diximus nrā intētio in hoc přti
scripto: vt plurrimū circa morbos pestiferos versatus integraliter
  ¶ Cire aūt debes qp cura fluxus vētris in generali muld diuerse
     sicaľ modis. et diuersis třibz, regionibz et ꝗplexionibz frequē
ter accidit. Et cause sunt plurime. qdā exteriores et qdā interiores.
vt dictū ē supra. Et tń a cōi ppto nec a vulgari nō taliter accipitur
Huis inter oēs morbos sit magne et ardue speculatōis/tar de cogni
tionis. et cure difficilis. Ut habeť. xbi. tercii. de errore ꝛc. lege ibi cā
breuitatis. Sumiť ei multotiēs dissinteria epatica p dissiud vera
intestinali:et ecōtra. Et fluxus ꝛomaticalis aliqū accipiť p cerebra
li:et ecōtra,quoꝛ differētie pnotātur. Sed qz illud nome fluxus ē
tanꝗ vnū genus ad sua s ſpēs ꝗ sūt varie et diuerse et valde piculo
se: vt p effectū oi die ꝓbare possumus. nichilominus ppſus,diuites
et paupes de piculo nō curātes: in principio oim fluxuū in genera
li ad medicinas vſuales restrictiuas decurrūt et laborāt. Et se ꝗmit
tunt mulieribz, vetulis/et ydiotis:nichl in hoc cognoscētes nec in
telligētes,administrādo medicamina restrictiua: vbi requiruntur
euacuatiua et deopilatiua. ꝓsumēdo et pmittēdo curā adhibere sta
ſē absq3 vlla scia. Et vbi reꝗritur calesactio administrāt restigerá
tiua. et p infrigidātibz calefacetiua. Et illud qd docti vibi et medici
experti canonice opātes facere nequeūt: illi trussatores et vetule pro
mittūt facere. Sed quō et qū:nescimus cuius rei pietas existit. qa
multi pauperes exinde decipiūtur:et forte morisūtur. et nō est mirā
dū. Qr ille ꝗ vult recte curare morbū: opportet ante vt cognoscat il
lū. Necesse est aūt aliqū intēdere cause:et nō sluxui. et aliqū fluxui
et nō cause. et aliqū accidenti et non cause: nec fluxui. et aliqū nec
vni nec alius:sed virtuti existēti debili. Et ex istis oritur queſtio:a
quo sit ponendū principiū medicatōis. a morbo vel a causa/aut ab
accidēti: cū vnūqdq3 habeat medicari/et medicetur suo contrario.
Et qz a morbo videtur qm ois morbus medicatur suo ꝗtrario, hoc
est p ꝗstringētia. ideo ponendū est principiū a ꝗstrictiōe. qz intētio
medici in dissinteria nō est nisi curare morbū. Sed scōm Galienū
e.i.

in tegni. Opoztet vnãquãq3 caufã abfcindere ꝛc. Ergo eft cã ꞇ effi
ciens fluxũ. fic plenitudo fcdm venas/vel epar vel fpleñ/ aut cere
brñ: opoztet eã caufã priusabfcindere ; Sed illud nõ põt fieri nifi
pe reuacuatiua. ergo ab euacuatione ponendũ eft principiũ: et non
a conftrictione. Jgitur a medicatione caufe: et non mozbi. Jtẽ ali
quando diffinteria eft quiefcens in inteftinis/et aliquando ab aliis
mẽbris defluens. fi quiefcens in inteftinis fucceffiue tendit ad aug
mentũ. ab aliis mẽbris procedens fubito tendit ad augmentũ. Et
cum eft ab aliis defluens membrisfi dentur medicamina conftrin
gentia licet minuatur fluxus frequentia: additur tamen quãtitas/
eo ꝙ fit obuiatio mozbi et non caufe. quia caufe prius obuiandum
eft ꝗ mozbo. Jterum materia quiefcens in inteftinis cozrodit et p
fozat/et facit vulnera et dolozẽ ꝗ tunc puocãt humozes ad fluxũ. qz
doloz acuit reuma. Nõ eni eft poffibile ꝙ vulnera fanentur nifi re
moueatur doloz. quare incipe debemus a fedatiõe doloꝭ. Jgiꝉ inci
piamus a medicatõe accidẽtis et nõ mozbi/neq3 caufe. Sed mitiga
tio doloris fine accidẽtis eft pticularis euacuatio: qm eft tãti refolu
tio Ergo ponẽdũ eft pricipiũ a pticulari euacuatõe. Ut habetur p
ypocratẽ in regimie acutoꝝ/ calefactozitũ diffoluẽdi doloꝭ, intẽtiõ
vehemẽtia. igiꝉ doloꝭ fternit virtutẽ. Uñ cũ accidẽs exupat: obuia
dũ eft accidẽti dimittẽdo mozbũ et cãm. Sed accidẽs nõ fedaꝉ fltãte
materia in iteftinis. ergo ab euacuatõe ponẽdũ eft pricipiũ. Mõ fic
diftinguamus. qm diffinteria aut eft dolozofa cũ fincopi anguftia
et febre maxia/et fic de gfiꝑibꝫ deftruẽs virtutẽ et pfternẽs: et tũc cũ
feftinatione incipe debemus in fedatõe doloꝭ/ p refoluẽtia, mitiga
tia/aut narcotica et cet. Aut cũ euacuatiõibꝫ dũ materia eft multa
et furiofa ꝛc. Aut eft diffinteria trãꝗlla: et tũc eft aut poft euacua
tionẽ caufe antecedẽtis: vt circa. ix. vel. xiii. diẽ. qz egeftio nõ ꞇ mul
tũ chilofa neq3 alicui⁹ mali huiozis ꝑtendẽs abũdantiã: et tũc ponẽ
dũ eft pricipiũ medicatõis a curatõe mozbi. et hoc p ꝗftrigẽtia. Aut
ipfa diffinteria ꞔ ꝓpter nimiã abũdãtiã et plenitudinẽ huioꝝ: vt ad
uenit i pricipio vel alio tpẽ et materia nõ ꞔ purgata et egeftioꝛ chi
lofa et huiozalis cã abũdãtiã ꝑtendẽs male materie: et tũc icipe deb
mus ab euacuatiõe cãe. Jgiꝉ prima intẽtio eft ad cãm euacuã w eã
vel diuertẽdo dũ effũdiꝉ ad iteftina et ab ipis iteftinis illã remouẽ
do. Et fi fuerit i illis iteftinis ſãs: ab eis euacueꝉ. et hoc ꞔ primũ ꝙ
facere debem⁹ et a quo ꞔ icipiẽdũ. Et hoc vult aud cũ did. Cũ fuerit
i fupiozibꝫ vel iferiozibꝫ aut mediis: primũ ꝗ oppoztet te ꝗfidera

re eſt diſpoſitio facietis excoriationē/et vlcera inteſtintoꝝ. Aut ē ad
huc in effuſiōe:et talis euacuatio dz fieri in pricipio virtute exiſtē
te ſozti dū ſigna repletiōis apparuerint/et ꝙ nō fuerit res altū illud
ipediēs.et hoc cū cautela et timoze et cū ꝗſilio medici expti. Et ſi fu
erit accidēs ex quo ſit timēdū: tūc feſtina in ſedādo illud vt dictū ē
Tua ſcda intētio pricipalis ſit ad ipm mozbū remouēdū cā primo
remota:qn totū abſciſū ē et remotū ꝙ eſt ū dzbat vel ꝙ erat effuſū
aut ꝙ erat ſtās in iteſtinis de cā excoziatōis. Et hec intētio i remo
uēdo excoziationē hz locū diuerſo mō: ſ attēdēdo ſp ſi cā illius ſue
rit aliqua materia fluēs ex aliquo mēbro: vt ex pate ꝙ vltra abſci
ſionē cauſe et vltra curationē mozbi ſep intēdere debemus alterati
oni mēbri mādantis ꝓhibēdo generationē dide materie. Cū ergo
exꝓditur tꝓs ſuple in tali excoziatiōe / curat ſuple cōiter curatione
inteſtinoꝝ. id eſt cōſolidādo inteſtina a ꝗnibz educūtur fruſtra ſub
tilia. Addit ꝓpter id ergo cū medici curāt id curatōe eius in cuius in
teſtinis ſunt vlcera tm et recedūt a curatiōe epatis: tunc ipſi ſūt cau
ſa moztis illius. ꝶ Tercia intētio eſt ad accidēs: puta doloze ſepe
in tali cōtingentē ex tali excoziatiōe/ꝗ intētio aliquotiēs ꝓhibet me
dicū labzare cura recta ꝛc. Prima ergo intētio ſit in abſciſione cau
ſe ꝙ cōpletur cū ꝓhibētibz generationē cauſe et diuertētibz ad oppo
ſitū: maxie ſi ſit fluens et ſi ſit perſiſtēs cū euacuantibus. Et hoc vt
dictū eſt cū magna diſcretione. Igitur videre poteſt quilibet vir do
ctus ꝙ cura fluxus nō eſt tam facilis vt credit populus. qz ſeptima
na nō ſufficeret ad ſcribendū dimidiā parte illius que bene huic ꝓ
ſenti cū poſſet cōuenire. Sed ꝓ ſtudio pradicātibz dimittitur: cum
ꝗbus habebis frequētare in pricipio talis mozbi dū adualiter egro
taberis. Sed vt paupibz ſatiſſacia quedā particularia remedia de
ſcribā: vt in defectu pecuniarum et abſentia medicoꝝ ſe iuuare va
leant: querendo tamen ſemper a doctis medicis ſanū cōſiliū/ dū po
teſtatē habuerint. Intelligere aūt debes ꝙ pauꝑes ad quos iſtud ꝓ
ſens dirigimus/curas/modos/et variationes omniū fluxuū cogno
ſcere non valent. nec vnum perfecte ab altero diuidere nequeūt. ta
men cum bene et mature preſcripta legerint/auduerint/et perfecte
maſticauerint: in multis caſibus ſe iuuare poterunt in defectu me
dicozum et pecuniarum. Sed cum poteſtatem habuerint: ſecuriſſi
mū illis erit a doctis medicis et expertis habere conſiliū. qz mēſis
non ſufficeret ad ſcribendū ea que ad ſpecies oim fluxuū pertinent
Sed pro pūti curam leuiſſimā diſſinterie deſcribemus ſcdm dictū
                                                              c.ii.

Gordonii suo. vi. cp. Fluxus sanguinis rc. Nunc intelligendū z cir
ca istā materiā:q ois fluxus causa breuitatis pōt reduci ad causas
duas.scz ad calidā et ad frigidā rc. Igit in primis mastica verbum
aule̅. suo tercio.cognoscēdo locū doloroſū et excoriatū. siue supius
siue inferius)siue in medio. Et cū inueneris in principio doloꝛem
supius inter ſtomachū et vmbilicū/et q doloꝛes/pūcture,et toꝛtōnes
ibidē fuerint p hoꝛā vel p dimidiā ante aſtellationē: et q raſure cū
fecibz ſūt mixte:tūc iudicare poteris moꝛbū eſſe in inteſtinis supio
ribz gracilibz. Et cū in illis materia fuerit ſtans: nullomodo aude
as reſtringere. qz eſſet magis piculoſū q in inferioꝛibus. Et nō au
ſcultes illos q in tali caſu ex principio te reſtringere docebūt. imo
cū oi feſtinatione et ante quartā diē euacuetur materia ſi poſſibꝯe
fuerit. Cōſidera ergo cauſā diſſinterie:et cū ipam inueneꝭ calidam
colericā,furioſā:tūc feſtina cū timoꝛe,id z cū diſcretiōe in euacuādo
maliciā ħuoꝛis. et caueas ne in tuo ſolutiuo ſit nocume̅tū veſtigio
et vlceri.Et illud facias cū mirabolanis. qz inter oe̅s medicinas
euacuatiuas quas adminiſtrare poteris ſūt melioꝛes et ſecurioꝛes.
qd pōt ꝓbari p oe̅s auctoꝛes. Primo eꝭ ſunt frigidi:et ideo coleram
extingūt. Scdo g̅ſtringūt et ſtipticāt me̅bra nutritiōis/ſtomachū et
inteſtina cōfoꝛtāt. Tercio euacuāt malos ħuoꝛes acutos et colerꝭ
cos.et hoc faciūt ꝓprie citrini. Tū aliq pūt dicere q fluxū augmen
tant inq̅tū laxāt:cōcedimus q faciūt illud. ſed eſt ꝓ pꝛie breui/et p
hoc deſtruūt moꝛbi cauſā. Qꝛ q̅uis magis faciāt fluere p duas aut
tres hoꝛas.tū in tāto tp̅e nō poſſunt cauſare excoꝛiationē in inteſti
nis:ſicut materia calida et furioſa facere poſſet:In. x. aut. xv. diebz
Et cū purgare volueris p exe̅plū hoie̅m. xxv. annoꝛ ſatis foꝛte co
leticū et bene cōplexionatū/in prima ſcda aut tercia diebz vel eo cir
ca:ſſic ſic facias.Recipe.mirabolanoꝝ citrinoꝝ.z.iiſ. abſqz oſſibus
ſuis.raned ſceni ſcropulos duos.agarici trociſcati: et hoc rōe mate
rie putride et venenoſe.ſcropulū vnū. dragagāti gūmi arabici ana
gꝛana tria:teranꝰ ſatis bn̅. deinde diſſoluātur in aqs acetoſe.roſaꝝ
cicoꝛee et burce paſtoꝛis ana vnciā vnā.aque virge paſtoꝛis vnciꝯ
as duas.fiat infuſio p totā noctē:in auroꝛa calefiat: et colleꝭ cum
ſufficie̅ti expreſſione. et dulcoꝛetur cū vncia vna ſirupi roſati/et ad
miniſtreꝭ in auroꝛa vt moꝛis eſt cū abſtine̅tia cibi et potus p quat
tuoꝛ hoꝛas poſt. Deinde p lotiuo capiat vncias.iiiſ.aque oꝛdei ex
coꝛticati cū vncia vna zuccare rubee. Et pꝛa̅deat p hoꝛā ex cibis cō
uenie̅tibz:vt diceꝭ infra. Et cū hoc feceꝭ:tūc iteꝝ Recipe.aque oꝛdei

excoiticati decodi vſqʒ ad crepaturã. librã vnã ſirupi roſati vncias
duas.mell roſati collati vnç tres miſce. Et ex hoc bibe pbnã diem
vel ꝫ duas dies: ĩ qbus duabʒ diebʒ abſtinere debes a cibo dũ poſſi
bile tibi erit.et oĩa iſta in principio debēt fieri ſine aliqua dilatiõe
dũ materia eſt multa et virtus eſt adhuc ſoitis.Et ſūt verba auicē.
atqʒ ſequētiũ ipſiᵒ doctrinã.Ampliũ mane ſequēti ſic facias.Recipe
aq̃ oidei decodi vſqʒ ad crepaturã vnç ſex.mellis roſati collati vnç
iiĩ.ole roſati vnç vnã: fiat enema. Et hoc recipiat ſtomaco ieiuno
die pria poſt medicinã laxatiuã: vt feces q̃ foite dimiſſe fuerſit ĩ ĩte
ſtinis iſerioꝛibʒ rõe p̃ dide mediciue expellant et remoueant. ꝰDe
bes aũt ſcire ꝙ materia diſſint vel ꝫ aliũde venĩēs ad inteſtina, vel
ē in eis paulatiue aggregata et ꝗgeſta.ſi pio:tũc ē totalʼr fluxa.vel
ē adhuc fluēs/vel vna pars ē iã fluxa et altera adhuc fluit. Sed cũ
materia fuerit ĩ fluxu,et mēbrũ mãdãs fuerit epar:tunc habebis re
currere admediciũ doctũ q̃ tibi dabit regimē.vt habeʒ de diſſinteꝛia
epica.ac etiã ĩfrigitãdo priuatiue cũ flebotomia dũ ſãguis emittiʒ
cũ raſura ĩteſtinoꝛ ĩ materia ſatʒ ſãguinea.et dũ ſãguis ſua acuita
te pmixtionē colere reſudat p poꝛos venaꝛ et fit ꝗſequēter cã diſſiu
terie.Et hoc fiat cũ flebotomia pua de epatica dextri brachii.qꝛ iſtri
gibat acuitatē hſioꝛ/et ebullitionē ſãguis refrigerat et diuertit.at
qʒ epar ꝗſtringit.Et fuit intētio auic.4.primi.ꝯ.Flebotomia eſt
euacuatio:cũ dixit.Ampliᵒ.qꝛ flebotꝓpterea ꝙ ad diuerſũ trahit et
naturã,i,vētrē vt plurimũ retinet. Sed nõ ſis volatiʼ ad flebeto
mãdũ:niſi cũ bono et maturoꝗſilio.ꝗſiderãdo caliditatē et naturã/
tꝓis/etatʒ et ꝗplexiõis ſiue regiõis. Sãguis eĩ ē frenũ colere.multi
aũt magis inflãmant poſt minutionē ꝗ aĩ.Igiʒ ſane ſpecula. q̃a
q̃dq̃d dicaʒ de ea:tῆ nõ euacuatur a timoꝛe.Audiuimᵒ aũt ĩ tꝓe mõ
ex illis q̃ ĩ tali caſu iuxta pricipiũ egritudis flebotomati fueꝛt.ꝫ de
poſt terrã nõ calcaueꝛt.Et poſtꝙ flebotomiã feceꝝ ĩ vtraqʒ ſpē diſ
ſintʒ ꝓ edifices mēbꝛũ mãdãs,dcĩde accedas adĩteſtina.et ſi aliqd
mali fuerit ĩ illis:tũc mũdiſica. poſtea q̃foꝛta ne vlteriᵒ recipiant.
Poſt oĩa iſta admĩſtra ſirupos berberoꝛ citonioꝛ et roſaꝛ ſiccaꝛ ſi
ue mirtilloꝛ:intētĩõe alterãdi magis ꝙ digerēdi.Et poſtꝙ dederis
medicinã ꝓſcriptã ex mirabolanis nõ toꝛrefactã nec vſtuatē: et ad
huc videbis ꝙ neceſſaria eēt euacuatio,tũc ſic facias cũ ſigillãtibʒ.
ꝫc.Recʒ.mirabolanoꝛ citrinoꝛ optie vſtulatoꝛ.ꝫ.i.et dimidiã.reu
bar optimi vſtulati ꝫ mediã.gũmi arabici.dragagãti.toꝛrefactoꝝ
ꝫꝛꝫ grana duo.ꝗ̃ue roſaꝛ antiq vnç dimidiã.ſirupi mirtilloꝛ vnç

vnã aquap plãtaginis.rofap rubeap et citonioz ana vnciã vnã.fi
at potus quẽ recipiaᵵ in mane vt dictũ est ꝛc ⸿Et cũ materia fuerit
flegmatica in inteſtinis adherens vel effuſa aut defluens ab alits ⸴
tunc feſtinabis eã euacnãdo cũ eis ꝗ funt ſicut mirabolani kebuli ᵹ
maloꝛ et citrini in minoꝛi atꜩ cũ reubarbaro et polipodio in infu
ſione vel cũ toꝛrefactõe et diſſoluãtur cũ aqua roſap paſſulap et vi
no citonioꝛ dulcoꝛãdo cũ melle rofato fumãtur ſcõm caſũ,neceſſita
tẽ;et cõplexionẽ modo et foꝛma alterius medicine ꝛc.aut ſcõm ꝗ vi
de bis egritudinẽ variate:ſic varia medicinã.Et cũ dubitaueris de
fluxu peſtilentiali ab aliqua poꝛtione agarici boni et electi non re ⸝
cedas in compoſitione tuarum medicinap.Et femp debes cum ma
gna diligẽtia in cognitione cauſe omniũ fluxuũ ſtudere. qꝛ aliquã
do iudicatur ꝗ ſit materia colerica:et eſt melãcolica.et aliꝗ calida
et eſt frigida:et ecõuerſo.Sed femp in mẽté habeas ꝗ diſinteria fa
cta a multis humoꝛibꜩ vel multã et malã qualitatẽ hñtibꜩ,ſiue ſint
colerici ſiue flegmatici/ſiue ſint melãcolici ſiue mixti:ſp requiritur
euacuatio virtute ꝗſentiẽte/niſi fuerit res impediẽs. qꝛ medic ſcõm
Galienũ in moꝛbis materialibꜩ debet radices et cauſas abſcindere
cũ ſit adiutoꝛ nature ꝛc. Et ſi fuerit repletio colerica:cũ mirabola ⸝
nis citrinis et reubarbaro vt dictũ eſt vſtulã do vel nõ vſtulã do ſe ⸝
cundũ tuã intẽtionẽ.Et ſi fuerit materia flegmatica ſola ꝗ raro ac
cidit.qꝛ vt plurimũ admiſcetur colera et fit flegma falſum:tũc eua
eua cum mirabolanis kebulis et citrinis agaꝛ polipodio/ aut reu
barbaro vſtulando vel non cum infuſione aut ᷑...m ſubſtãtia ſcõm
ꝗ videbis cõuenire.Et ſi fuerit materia melãcolica: euacua cũ mi
rabolanis indis polipodio et decodione paſſularum.Et ſi fuerit ne
ceſſe fac flebotomiã cum timoꝛe et diſcretione: tenendo regulas ſu
perius tibi datas.Et non obliuiſcaris opinionẽ illius excellentiſſi
mi viri Mathei de gradi : qui in fluxu cum febre coniundo ſoletat
dare infuſionẽ et ſubſtantiã reubarbari.dicendo tamen quia mira⸝
bolani funt frigidi magis conueniunt in fluxibus.ideo a mirabo⸝
lanis in talibus non recedas.tamen oculum habendo ad fluxus op
pilatioñ . Vide ſanonoꝛollã philomũ Meſue / et alios modernos
quantũ laudant mirabolonos in talibus caſibus.et nõ teneas opi⸝
nioñ propriam.Et poſtꝗ materia flegmatica mucillaginofa et vi
ſcoſa inteſtinis adherens vel ſalſa vt ſuperius dictum eſt fuerit:eua
enata cũ kebulis et appropriatis ſuperius enumeratis:tunc ſic fa⸝
cias.Recipe.Furfuris macri.p.i. oꝛdei integri excoꝛticati a prima

coztice.p.ii.quia maioz abstercio videtur esse in coztice interiozi a
que pluuialis / vel ipsius loco fontis currentis ex territozio libero
libras.vi.bulliantur simul ad medietatem:deinde colletur, et dul
coeetur collatura cum duabus partibz zuccari rosati, et tercia mel/
lis rosati.et ex hoc bibat patiens in principio egritudinis per duas
aut tres dies multottiens in die.Et fiat illud medicina euacuatiua
precedente.C Jn hac autem decocsione intentiones requisite inue
niuntur.Est enim mundificatiua/abstersiua/et consoztatiua,atqz
intestinozum virtutem aggregatiua.considera et vide.Et quando
ita feceris et cognoueris qp materie peccantes sunt euacuate et qp lo
cus sufficienter fuerit mundificatus: tunc ascende ad glutinatiua
stringentia et cousolidatiua.Et primo ponemus medicamen Goz
donii quod indifferenter curat omnē fluxum: si curari debeat per
medicamina/supposita competenti dieta: et qp corpus sit ante mū
dificatum.Recipe.C Spodii rasure ebozis ana vnciā vnam.aluis
scissi.se canabi ana vnciam mediam rosarum rubearū margarita
rum eledarum cozalli al et rubei.sandali albi.carabe.sanguinis
dzaconis.ambre grisie.ana.ʒ.ii.conficiantur cum sirupo mirtillo
rum et fiant trocisci:et dentur cum lacte decocto.Et valent in om
ni fluxu:nisi fluxus fuerit propter oppilationem.Et quando oppil
latio fuerit remota:tunc poteris illos administrare omni vice.ʒ.i.
et dimidiam cum lacte vt dictum est.C Est alius puluis nostre oz/
dinationis valens in omnibus fluxibus post mundificationē coz
pozis et remotionem oppillationis si fuerit oppillatio.cuius Reci
pe.cozallozł rubeozum.anthere cozandri preparati.se papaueris.
coznu cerui vsti in aquis rosarum et plantaginis loti.et postea desic
cati spodii ana.ʒ.ti.ossis de cozde cerui se berberozum smnach.gū
mi arabici dragantt.gūmi tozrefadozum ana.ʒ.i.cinini.se nastur
cii assatozuni ana.ʒ.i.et dimidiam.terre sigillate.se plantaĝ.se ace
tose.se poztulace.ana.ʒ.iii.cinamoui carabe sandal albozū balan
stiaȝ rosaȝ rubearum ana vnciā dimidiā.croci.sanguis dzaconis
rasure ebozis ozimi margaritaȝ.ana.ʒ.ii.bol armeniasi.ʒ.vi.zucc
rosati tabulati ad pōdus oim fiat pul eicotrigonizat⁹: t ide vtat i
cibis suis.Et cū sirupis berberoȝ mirtilloȝ et citomoȝ,vel cū aꝗs
poztulace.plantaĝ aut acetose.et sic de gsimilibus.Ualet ei iste in
omni fluxu vt dictum est:et maxime in fluxu pestilentiali cū aquis
acetose et rosarum:addendo sirupos rosarum berberozum:vel de
ribes.et sit quantitas puluis.ʒ.iii.aquarum vncie.iii.sirupi
e.iiii

vncia vna. et sic vel aliter continuetur ad placitū tuū. Item facias
emplm sub tali forma. Recipe. succoꝛ berberoꝛ. citonioꝛ et pomoꝛū
siluestriū. ana vncias. iiii. succi bue acerbe libram vnam. panis azi
mi vel biscocti assi libram mediā. aceti rubei boni vini facti vncias
ii. pulueris sanguinis dꝛaconis. bol ar. terre sigillate gallarum im
maturaꝛ ana vnciā vnā. balanstiaꝛ. rosaꝛ rubeaꝛ. mirtilloꝛ . cori
andꝛi preparati ana vnciam mediā. anudi. acacie ypoꝗstidos mēte
sicce. anisi cinini optime torrefactoꝛ. masticis gūmi arabici torrefa
cti ana. ʒ. vi. farine volatilis molendini. p. ii. vini nigri vncias. iii.
oīa optime incoꝛpoꝛētur: postea bulliātur sufficiēter vsꝗ ad spissi
tudinē puꝛ. deinde fiat emplm supra locū doloꝛosū. Inuenies aūt
illud magne opatiōis: et maxie in fluxu pestilentiali . Sed nota ꝙ
succi erūt melioꝛes ex fructibus in regione sana crescentibus. si nau
tem fac vt potes, quia per ignem malicia influentie coꝛrigitur.
℃Notandum est autem ꝙ quando doloꝛes pūncture et excoꝛiatōes
fuerint ab vmbilico inferius: tūc manifestum tibi erit ꝙ inferioꝛa
intestina et grossa sunt lesa: et tunc videbis subitam astellationem
imediate post doloꝛem. et sanguis et rasure non erunt permixte cū
egestionibus siue cum stercoꝛalibus ratione breuis distantie et lo
ci propinquitatis. Cum autem bene consideraueris moꝛbum; com
plexionē, et causam moꝛbi atꝗ oīa ad hoc pertinentia: et cognoue
ris causam fluxus distinterici esse calidā: tūc festina in principio cū
mūdificatiuis. Sicut dicit princeps suo tercio. Et cū sci ueris ꝙ vl
cera sunt soꝛdida: tūc mūdifica cū aqua mellis ꝛc. Sed sapiēter agē
do illud nō debes expectare. quia in principio moꝛbi signa nec acci
dentia non manifeste neꝗ ita aperte apparere pūt sicut faciunt in
augmento aut in statu. Et ideo medici docti aliquando decipiūtur
vt ipse nostro vidimus. Et ratio est. ꝗ infirmi in principio nō senti
unt magnos doloꝛes. nec multū conquerūt de moꝛbo . et satis bene
comedūt vsꝗ ad sex aut octo dies. et nichilominus materia acuta/
moꝛdicatiua et venenosa paulatiue et successiue excoꝛiat/vlcerat/et
coꝛrodit: et tūc signa apte manifestātur. Et sic qñ medici volunt la
boꝛare: facere nō pūt ea que fuerunt et sunt requisita. Et hoc ꝓpter
debilitatē nature et foꝛtitudinē doloꝛis et casū appetitus. Et sic ali
qñ cōpellūtur dimittere cūm et moꝛbū: et accidētibꝫ furiosis inirē de
re. et hoc ē maximū periculū. Et vt plurimū illud aduenit propter
inobedientiā stulticiā et auariciā egrotantiū: si veritatē audeo di
cere. ac etiā ꝓpter pessimā/turpissimā/et variabilem cōsuetudinem

mulierum deportantiuz vrinas de medico ad medicos illos tentã
tes. Et vltra quod peius est:ad medicas domicellas. non volo dice
re sortilegas decurrunt. ac etiam ad cissores caliginarios et emperi
cos,siue molendinarios omni die circũfluunt et concurrunt. Non
autem in hac ciuitate.sed in illis regionibus in quibus partem no
stri temporis transiuimus faciunt. Et sic quãuis sint docte et sapiẽ
tes:tameu illi trussatores emperi et hominum deceptozes per subti
les cautelas illas mulierculas decipiunt. Et ordinant medicinas
et receptas:deus scit quales. quia illi nesciunt. Et sic patientes ni
chil in hoc cognoscentes ordinarie medicantur. Et per hoc medici
blaphemantur:quãuis sint docti et patientes in illis confidere no
sunt ratione illozum trussatozum:ex quibus infra aliquid dicetur.
Igitur ille qui infirmatur: in principio vt dictum est a doctis que
rat consilium. Et cum in principio dissinterie signa materie acu
te calide apparuerint:tunc festina in mundificãdo per clisteria sub
hac forma.Recipe. Ordei integri: et si libet a prima coztice excozti
cati.p.ii.rosarum rubearum lentium ana unciam vnam fiat deco
ctio vt scitis.et colletur in vncits.x. illius collature dissolue olei vi
olati et rosati ana unciam vnam et dimidiam. vitellozum ouozum
numero duo,mellis rosati vnciam vnam. Et in principio appari
tionis egritudinis administretur cum festinatione longe a cibo.et
hoc facias donec locus fuerit bene et sufficienter mundificatus. Et
si bis aut ter in die facias dum virtus est adhuc fortis:erit laudabi
le.quia melius est illud facere et sanare ꝗ dimittere totum insimul
donec virt9 fuerit totaliter debilitata:et postea sine remedio ab hoc
seculo recedere et mozi. Et quando materia fuerit putrida grossa/
vel viscosa que a bradendo facit excoziationem: tunc facias clistere
cum vnciis duodecim aque oliuarum salitarum sicut dictum est in
thenasinone. vel cum aquã decoctionis furfuris frumenti et mielle
rosato.aut cum aqua piscium salitozum. Et nota bene ꝙ non est re
cedendum a mundificatiuis abstersiuis aut lanatiuis:donec loca
fuerint perfecte mundificata:et ꝙ iniectiones in suo regressu appa
reant absꝗ aliqua alia mixtione. Et si pura fuerit excoziatio sine vl
ceribus:ita ꝙ purus sanguis appareat/ vel ꝙ sola rasura intestina
lis emittatur:tunc nostra non erit cura de mundificatione neqꝫ de
abstersione.cum ibi non fuerit virulentia neqꝫ sanies.et cet. Sed
solomodo facere debemus clisteria glutinãtiua et constrictiua sub
hac forma vel simili.Recipe. Gũmi arabici farine risi.amidi.dra

ganti ana. ʒ. iii. farine glandium balanstiarum rosarum psidie añ
ʒ. ii. seminis plantaginis. anthere ana. ʒ. i. terantur et bulliantur i
quattuor libris lactis caprini ad consumptionem medie partis: et
colletur in unciis duodecim illius dissolue pul subtilis bol cico:ri
gonizati ʒ. iii. fiat iniectio. et reiteretur st fuerit necessitas. Et si est
magnus ardor et fluxus sanguinis: sic facias. Recipe. succi portula
ce. cande equine arnaglosse. burce pastoris. ana uncias tres. pulue
ris subtilis bol. sanguinis draconis. masticis ana. ʒ ii. adipis pauo
nis uncias duas. pul carabe draganti optime torrefacti ana. ʒ. i.
mumie scropulum dimidium: fiat enema. Et cum dolores essent in
tollerabiles: tunc fiat clistere cum oleo rosato, aut cum oleo amigdalarum dulcium et adipe renñ. capre. et uitellis ouorñ. Et sñt uer
ba anicenne. Et scias ᵱ clisteria pinguia sedant dolorē eius qui ha
bet ulcus corrosiuñ in intestinis suis: sed non sanāt et c. Sñt iñ
alia innumerabilia clisteria a doctoribus ordinata. sed ista pro pau
peribus ad psñs sufficiēt. Olea ista satis bene quenire pñt: ut est ole
um miente, masticis/et citonior. mirtillor et rosarñ ic. Et conserue
comeliorñ sorbarum et rosap citonior berberorñ et de ribes. etiam
citonia pira et prunelle et castanee. Et hec in generali ante cibñ de
bent accipi et administrari. Aduertendñ est tamē ᵱ in tpe pestilenti
ali medicus semper debet uti fructibus qui fuerunt geniti et nutriti in regione non pestilentiata. Ultra semper in mente tua habeas
ᵱ in thenasmone et dissinteria pestilentialibus: ssimñ remediñ est
omni mane capere unam. ʒ. bone tiriace cum aquis rosap uel plan
taginis aut acetose Et ᵱ tiriaca sit noua ex tribus mensibus sacta-
uel eocirca. et si talis haberi non possit: ponatur unñ granñ boni
opti cum illa dragma. Et sic potest fieri de metridato. quia mirabiliter iuuant: dñ sunt uere, sane/et ᵱplete ᵱpositionis ic. Sed qr op
portet medicñ multa facere ppter honorē artis et pflicuñ patientis.
Igitur fiant lotiones in extremitatibʒ sub hac forma. Rec. Folior
quercus. arboris citonior. radicis filicis ana. p. iii. plantagi. rosap
siccap folior uitis. calquapetre. uirge pastoris corticis spine nigre
ana. p. ii. gallarum aluis ana uncias quattuor ᵱquassentur et bul
liantur in aqua pluuiali. s si tu uis uinum stipticum, rubeum: et ex
hoc fiant lotiones extremitatñ in mane et ante cenam scdm ᵱ uir-
tus patientis tollerare poterit. Et si tu diligis balneum: sic facias.
Recipe. Balanstiarum psidie corticis granatorum. gallarum rosarum ana uncias duas. senugreci elixini assi. srtanach anthere ana un

cias quattuo?. cupuf glandium plantaginis. flo?um camomille.
aneti foliozũ quercus citoniop. ana p.ti. burcepastozis. tapsi barba
ti. foliozum mirtiana. p. iii. omnia optime terãtur cum vna libra
aluminis:postea bulliãtur in vino nigro:si potens fuerit, vel in a
qua pluuiali vel fontali: si pauper est. et tunc fiat balneũ ante prã
dium vel ante cenam. et hoc prius corpore mundificato. postea ap
plica emplastrum supra ventrem: vt didum est supra. Et si dolo?
esset in mediis intestinis: tunc habebis ex predictis per superius et
inferius laborare. Et ex predictis et similibus medicamina rationa
bilia poteris secundum variationes rationabiliter variare. caseus
vetus sale remoto lutum sigillatum. et coagulum/siue spodiũ ab
auctozibus maxima laude recõmandantur. Ideo stude/lege, et vide
quia omnia masticare non possumus. Sed ista pro exemplo dulci
ter: vt rogamus accipias. Nunc de dieta breuiter dicamus.
d   Ieta autem fluxus dissinterici primo sit aer ad temperamẽ
     tum in suis qualitatibus actiuis: declinans tamen parũ ten
dens ad frigidum constare eum facit scilicet moderatum, t sit ad sic
cum declinans. Aer calidus dissoluit materias et sluere facit humo
res. et sic causat fluxum. Et aer humidus/grossus, et vaporosus, si
ue nebulosus aut extremaliter frigidus nocẽt. Igitur sit locus ha
bitationis sufficienter luminosus, serenus aer et temperatus: ad sic
citatẽ declinãs. Et cũ sic fuerit iuuat ipse aer in conuertendo mate
terias ad exteriora. quare potest esse causa diuersionis. Et cum est
humidus/grossus et frigidus vt dicitur supra et tenebrosus: potest
esse causa reuerberationis et compunctionis materiarum a dintsa.
quare potest esse causa fluxus vel maiozis:propterea g compingit
materiã ad centrum. Caueant omino a motu. quia est res sestinũs
ossellationes: vt ante diximus. quare sua negocia faciant in lecto.
Et ponant studium in bene dormiendo. Quia vt dicit auicenna: sci
as g dormire est ex rebz magis iuuãtibz ei qui habet fluxũ ventris
nisi esset ex catarro ic. Inanitio, idz vacuitas cibi laudat in dissin
teria. Qz fere oẽs doctozes volũt g patiens a cibo p duos dies absti
neat vt mẽbra reddãtur auara. Et hoc fiat in pricipio egritudinis
nisi debilitas nature vel aliqd aliud fuerit ipediẽs. Gaudiũ/leticia
et iocũditas valde requirũtur et cõueniunt. quia diuertũt spũs ab
interiozibus ad exteriora/siue exalare faciunt. quare est laudabile
audire cantilenas, instrumenta musicalia, et sonos et cantus, et res
similes que letificant cor et spũs. Qz inter omnia melãcolia/iraet

triſticia/verecūdia/ſollicitudo et furoz ſunt valde nocibilia.ſed di
uerſicicantur.qz ira furoz et melācolia lupina nocent inquantūcō
mouent materias et fluere aut currere faciunt de loco ad locū . Et
ſollicitudo/triſticia et timoz ſpūs ad interioza conuertūt.et p cōſe
quēs ſimiliter facifit humozes.quare materie interius vniuntur ⁊
foztificātur.Et multi omni anno ex talibz moziūtur:ideo cauea s.
Coitus in tali egritudine eſt valde piculoſus: vt diximus ante.qa
cōmouet materias.et multos in hoc pñti āno vidimus debilitatos
et in periculo magno rōne frequētie coitus.Ideo q deū et ſeipſum
diligit caueat ꝛc De cibis in cp.thenaſmonis.diximus tibi q oīa ci
baria valde acetoſa/amara et ſalſa,acuta,piguia et vnctuoſa/vel hu
mida ſiue lubricatiua in generali ſunt nociua.Et ſpecies valde ca
lide: vt piper,ſinapiſū et alia/cepe,pozri et ſimilia.Tū iſtelligere de
bes q remiſſe acetōſa et aliqū parum ſalita poſſunt conuenire : vt
ſunt granata/ribes et agreſta,et ſic de conſimibus.Et in fluxu fleg
matico caue a pedibus animaliū: quāuis ſit vſus quozūdam medi
cozum . quia omnia viſcoſa non conueniunt in fluxu flegmatico :
cum poſſint multiplicare cauſam mozbi Uinum interdicatur eis
inflāmat et diſſoluit: et materias ad ſuperioza rapere facit , quare
nō bibāt aliquis in preſenti egritudine vinum: niſi cum caliditate
carebit.et ſi ex illo bibat : q ſit ſtipticum vinum et vetus rubeū et
in parua quantitate ſumptum atqz limphatum cum aqua calibea/
ta.quia ſi in magna quātitate quis ſūpſerit: non dubitamus quin
pro laboze ſuo perſoluatur . Et cum ſitis aut caliditas aſſuerit: bi
bat aquam ozdei cum ſirupo granatozum berberozum vel roſarū .
aut cum ſirupo citomozum vel poztulace,aut acetoſe.aut cū zucca
ro roſato ſcōm variationē materie.Itē aqua decoctiōis ozdei cū ro
ſis collata et dulcozata cū cōſerua roſaꝝ ātiqua/vel cū aliquo ſirup
rūpſcriptoꝝ: ē potus ſalubris.Et aq pluuialis aut fōtaℓ optie cali
beāta et cū zuccaro roſato ſatis bñ guenit.vel lac amigdalaꝝ factū cū
aqua ferrata et zuccaro roſato iuuat valde.Eſt ei cibus/potꝰ/et me
dicina. CEt lac decoctū cū ferro vel lapidibs ignis/ē laudadiles: ni
ſi fuerit febris aut cozruptio humoꝝ in ſtomaco/vel aliud tale ipe
diꝛs.C Itē candaruſū coctū in lacte amigdalaꝝ factū cū aq pluuia
li ferrata vel calibea et zuccaro roſato,ē cibꝫ ſalubris.Uide ſaploū
cp de pipleumonia de cādaruſo ꝛc CHiliū fractū et cū lacte coctū vt
plꝛꝫ faciūt i ptibꝫ iſimis iſtiꝰ puicie.et ſiℓr riſū ābo laudātur. Tū
poſſet aliq dicere:lac nocet in fluxibꝫ colericis et ſellis ꝛc. verū eſt

butiro nõ remoto:ſeð remota butiroſitate iuuat. qz ſubſtãtia caſeaꝗ
vioetur frigioa ꝛc̃. Uel ſic facias. Reꝗ.aque pluuiaꝉ vncias.iii.laceꝗ
vncias ſeꝛ cũferro vel cũ lapioibȝ igniꝗ bulliaꝉ ao ꝗſũptionẽ aque
et colleꝉ:et aomiſtretur coꝛpe nõ febꝛicitãte.C Jtẽ acetoſa et ſenuẽ
ei⁹ poꝛtulaca/plãtago et roſe ſicce et ſumach atqȝ agreſta cõueniũt
ao oecoquẽoũ cũ tuis cibariis.C Oñs fruct⁹ vitupãtur:ꝗuis ſint
ſtiptici.Auicẽ.qz cũ oifficultate oigerũtur.oicim⁹hoc hñoo reſpꝯtũ
ao ſluꝛũ.Seo reſpeꝯu cauſe faciẽtis ſluꝛũ:bñ aliqui frucus queui
unt.CCitonia,meſpile et ſoꝛbe ac caſtanee i oiſſinꝉ vera iuuant:ſi
ante oia acciplãtur/et ſtomaco ieiuno.ſeo poſt cibũ et in ſluꝛu oꝑpi
latiuo nocẽt multũ.CPaſſule cũ ſuis arillis in oiſſinteria inteſti-
nali iuuãt:et maꝛie ſtiptice ꝑticipãtes cũ quaoã acetoſitate.Et paſ
ſule pingues ab Auicẽna lauoãtur in cura fluꝛus eꝑici.Oicit ei ſerapio auctoꝛitate galieni.Uirtus paſſulaꝛ ſꝛoa eſt ꝗ maturat,et re
ſoluit reſolutiõe tẽperata.Et oicit in libro oe cibis:ꝗ paſſule ſtipti
ce ſũt frigioioꝛes aliis paſſulis.et oulces ſunt calioioꝛes et humiꝯt-
oꝛes.Quare oicũt Auicẽ.et cõſiliatoꝛ:ꝗ paſſule pingues curãt flu-
ꝛũ lotiuũ ſua ſubtiliatõne et caleſactiõe:et ſunt epati amice et iꝑm
oelectãt.Et refert ſerapio ꝗ in paſſnlis foꝛſã eſt res que laꝛaꝉ ꝓpter
ſuã aggregationẽ.Et hoc eſt ꝗre poſuim⁹eas maioꝛ iuuamẽti epa-
ti.et ꝓpter eaꝛ aggregationẽ eſt in eis ſtipticitas ꝗta eſt neceſſaria
epati egrotãti.Maturãt ei hꝰiores crudos ioigeſtos:et equãt hꝰ-
res malos.et taroe recipiũt putrefactionẽ.ꝛ i ſua ſubſtãtia ſũt ſiꝯes
eꝑi.Seo oibus bñ maſticaꝉ:paſſule nõ bñ queniũt in oppilatiõne
epaꝗ a cã calioa colerica:ꝗuis aliꝗ oicãt ꝗtrariũ.Qz ꝓpter ſuã com
pleꝛionẽ pñt aooere in oppilationẽ/qñ epar eſt caleſactũ:et calioa
materia eſt vehemẽter oominũs.Et illuo eſt qo oicit excellens ſpe
culatiuus matheus oe graoi ao litterã.Si tũ oppilatio eſſet a cau
ſa calioa colerica:nõ lauoãtur paſſule oulces.qz aooũt ao oppilati
onẽ et cõuertũtur ao colerã ꝛc.Lege ꝓoictũ:cꝗ oe fluꝛibus in gene-
rali.et vioe ꝗ oicta ſũt.Seo vt oicit oiaſcoꝛioes.Albe paſſule ſunt
plus ſtiptice.Et qñ paſſule comeoũtur ſole cũ nucleis:cõſeꝛ ũt vlce
ribȝ inteſtinoꝛ.COua eliꝛata in aceto lauoãtur in oiſſinꝉ iteſtinã
li ẽt raſuraꝓpter ſuã glutinationẽ.Seo vitupãtur in fluꝛu epatico
ꝓpter oppilationẽ.atqȝ etiã in ſtomaticali ꝓpter ſubitã eoꝛũ coꝛru
ptionẽ.CPiſces maris pſũt nocere ꝓpter ſalceoinẽ.et fluuiales ſiꝯi
ter ꝓpter coꝛruptiõis ꝗpationẽ.Seo meo iuoicio fluuiales in hoc
caſu ſũt melioꝛes:vt ſũt trutale petroli,temali et vanoalia et pcha

et liles vt dictu est ani: et comedatur cu agresta/et decoquatur. vel
cu vino granatoy aut acetosa pparetur ⁊c . Carnes sint volatiliu:
vt sut turdoy q ex nurtillis viuut/turtuy et pdicti/fasianoy puaru
auiu et gallinaceay siue caponu et siliu. Et carnes aialiu qdruped u
laudat: vt sut cuniculoy/anualiu, eoy et capoloy iuuenu mutonu
castratoy, ⁊ aliqu vituloy lactatiu et siliu assata y. Et cu paties bul
lita desiderabit: decoquatur in aqua calibea vel serrata cu semnach
citoniis et soybis vel castaneis, aut stipticis ⁊ silibz Sed notare de
bes gy carnes in principio fluxus no bene coueniunt : pterea gy ad
duut in materia ppter suu magnu nutrimentu: et specialiter du se
bris est gisida. Et ppter hoc laudauit auic volatilia ppter siccitate.
Qz vt dictu est supra in in principio fluxus debet abstinere a cibo y
duas aut tres dies donec materia minozet. Et cu necessitas cibati
onis aduenerit:tuc eis administra cibu cu auara manu. Et cu hoc
feceris:loge et logo tpe a coquina recede. Qd si no sufficiat predicti
cibi propter plixitate fluxus et debilitate virtud: tuc erit necessariu
cocedere ex predict carnibz cibaria pauce qtitatis ⁊ multi nutrime
ti,siue plurime qualitad: vt sunt oua a soybilibz ascendetia in aqua
rolacea cocta. ius carniu et testiculi galloy nudu coeuntiu. epata iu
uenu gallinay pinguiu. et cotula caponu/pdictu/vel fasianoy siue
moztiria aut geleacee predictaru carniu vel istis siliu cofortada na
tura et restaurado. Et in tali casu no erit malu patiete offerre offas
in vino rubeo stiptico : vt natura releuetur. Tamen in principio
caue ne ad istu casu deuenias. qz est piculosum et dubitabile nimis
qu medicus oia dimittit vt nature intedat. Etoino fugias comede
re aut bibere aliqua tepida. quia relaxant. Sed omnia recipias me
diocriter frigida: vt virtus retentiua confortetur ide. Et si illud fa
cere nescis:tunc elige calida et non tepida. Panis tuus sit mediocri
ter azimus oliquomo fermetatus. Et no erit sp inconueniens dare
biera in parua qtitate pauperibz et assuetis ad bibendu bu calibea
tasiue serrata. Et in oibus aliis no scriptis habebis facere iuxta do
ctrina pcedentiu: vtedo sp discretione. ⁋ Amplius notare debes gy
carnes bouine, porcine, et aguine non conueniut/nec species calide
carnes semicocte vel frigide/pisces viscosi/fructus lubricatiui/siue
sallaticia/vina noua/dozmitio diurna/ et equitatio supra repletio
nem/balnea/stuphe/et exercitia magna/siue coitus. butirum nisi in
clisteri propter excessum medicine . Anguille et aqua que in plum
bo residet .panis/biera,et cibaria ex aquis fetidis/ corruptis et stev

cozalibus confecta. ira furoz et tristicia atqz omnia alia in genera/
li istis similia non conueniunt/nec derent vti illis qui suam sanita
tem et vitam diligunt aut cultodire volunt. Et maxime in tempo/
ribuz infectis corruptis et pestilentialibus:quãdo antraces/carbũ
culi et thenasmões/varioli morbili et dissinterie siue febres pestilẽ
tiales sunt regnautes et dominantes. Tamen non est negandum
quiu diaria et lienteria sint de genere pestilentialiũ:sed rarius con
tingit. tamen omnes in generali sunt infectiui et contagiosi. ¶ Et
propter ꝙ temporibus elapsis pauperes vidimus mori et perire ꝓ
pter defectum medicorum et medicinarum: quorum pietas. Ideo
raritate et pietate moti in honore medici altissimi voluimus ordi/
nare istud presens scriptum pauperibus directum: in quo plura ad
tutozia continentur/cum quibus deo fauente in suis necessitatibus
poterunt se iuuare.recurrendo tamẽ ad medicos expertos. Sed ꝗa
pauperes nesciunt ad quos medicos se dirigere debeãt: ideo viã et
iter et ad quos ire et currere debeant ne decipiant:docere volumus

Capitulum.x.est docens pauperes ad

quos medicos in suis necessitatibus et infirmitatibus ipsi ꝺ beant
habere recurdum: vt bonum et sanum consilium sine falsitate aut
deceptione insequi valeant.

Creator generis humani pius et sublimis sua pietate nostre
humanitati prouidere et subuenire volẽs illam nobilissi/
mã et difficilẽ medicine facultatẽ eximio medicoꝝ ypocra/
ti scõm Galienũ primo:misericorditer ꝓuidẽs hsiano generi tribu
it. Scribitur ecclasti.xxxviii.Altissimus creauit de terra medicinã
et vir prudẽs nõ abhozrebit illã.Et dedit hoibus sciam altissim⁹ ho
norari i mirabilibz suis.in his curãs mitigabit doloze ꝛc. Ex ꝗbus
seꝗtur ꝙ viri prudẽtes diuites aut pauperes sufi creatoze recogno/
scẽtes nõ debent medicinã abhozrere nec deridere: cũ pipam corpa
hsiana ꝗ suut ipsius subiecta in sanitate cõseruẽtur.et a sanitate ela
psa siue remota:ad ꝓprisi reducãtur tẽpamẽtsi/neutrali vero disp̃e
nõ neglecta. Ut appet p galienũ i tegni. Medicia ẽscia sanoꝛ egro/
rũ et neutroꝛ.atqzetiã pprinc pria primi.Medicia est scia ꝗ hũani
corpoꝛ disp̃es noscũtur.vt hita,sanitas ꝯseruet: et a̧ missa recuꝑet
Sed sũt qdã viri tã rudis grossi et ebestitelled⁹atqz bubonici adeo

vt credant impoſſibile mediců cognoſcere corpoz nrozp ſterioza nec
egritudinibz ſupueniētibz hūano generi vlloinodo paztē mediciue
ſuccurrere poſſe aut iuuare. Sed iſtis nobis ſufficiat dicere: qp ab a
lits nõ debēt vitupari. nec cū ipſis litigādū eſt. qz ſua verba ſūt tã
cozrupta qp reprobatiõe nõ indigēt. Et de iſtis ſūt vetule, ebrioſe et
molēdinarii, ignari bubones et illiterati et gſiles: ḡ ſūt maſticātes
ſua cibaria et comedētes vt aialia bruta male guſtātes: virtutes ſu
oz cibariop nõ cognoſcētes nec pprietates illoz. ſeipſos vitupātes,
malſi a bono / nec pitſi ab ipito cognoſcere nõ valētes. Propter eni
malū artificē ars recta nõ ſcãdalizet. nec ppter vnū malſi religioſū
vel poicatozē: tota religio deuotiſſima vitupet. Sed opatoz inarti
fex ab arte īterdicat. Quare eccłaſtici. xxxvi. Dēm eſcã mãducabit
vēter. et ē cibus cibo melioz ıt̄. Ex ḡbus ſeḡtur ad noſtrū ppoſitū
qp paupes debēt eligere medicos in ſuis neceſſitatibz doctos, exper
toż et fideles. Sicut dicit damaſcen⁹ in affoż ſuis. Uni fideli niedi
co ḡmittēdus eſt eger: cuius erroz arti diſtātia puus ſit. Et idro ma
gis gſentiēdū eſt vni medico docto et expto fideł agēti: ḡ pluribz
medicis iuidis altercātibz et variātibz ſiue vt deficiētibz. Quare
dicit gſiliatoz Medicamē hodie vnius experiēs: cras vero illi⁹. de
mū tercii. et ſic in errozē ſingulop deueniet. cū pluralitas ſcz medicop nõ fuerit in vnitatē redacta. Uñ eccł. xxiiii. Uñ edificãs et vn⁹
deſtruēs: ḡo podeſt illis niſi laboz. Tñ vn⁹medicus ſolus ppter hu-
maıne nature prõptitudinē ad labã dū: nõ pōt oıa emergētıa cozpo-
rı hūano ita diſcrete diſcernere neceſſaria aut puidē: ſicut medicop
pıozū et fideliū maxia turba; dū ſūt in vnū gcozdantes et ad vnſi
finē vnanimiter tendētes. Sed aduertēdū eſt qp hmõi medici debēt
eſſe viri fideles, ſagaces tanḡ religioſi et natura prudētes. Sicut
dicit ſanonozolla. Opoztet mediců prudentē eſſe natura. Qz cum
medici docti fuerint / exercitati ſolliciti et diligētes in ſuis curis ıu
uamēta multa generi hūano fſtare poterūt. Ut vult galien⁹ pnoſt
coz primo Et medico ḡdē poſſibile eſt oıno vt antecedat et reſiſtat
oıbz accidētibz ḡ accidūt nature. Sicut gubernatoz nauis ſapıēs
ḡ timet inſultū cõmotıõis maris ſupſe. Et ſic reprobātur ſtulti et
ydiote et amētes: ḡ cū ipſop capita a fumoſitatibz diuerſop viuozū
et potuū repleātur et inebriãtur: dicāt ebrioſos lõgius viuere et in
ſanitate remanere: plus ḡ facere poſſint medici docti et expti. Tñ
ipſis illud ġcedim⁹: reſpectu pluralitatż. qz plures ſunt ebrioſi et ga
loſi in breui tp̄e et cūfacilitate creati. et ſic ppter ſoztē ġplexionē et

peſſimā conſuetudinē aliqui diu viuūt. Tñ alii vt refert ille opti
mus ſpeculator Jacobꝫ forliniēſis:ſe iactāt poſt ſuas guloſitates ꝫ
potationes dū aquā migunt clarā ꝗtra parietes: dicēdo ſeipſos eſſe
valde ſanos:qd male intelligūt. qr eſt ꝓpter indigeſtionē et nature
ipotētiā nō valētis digerere. Et ſic aliꝙ ſubito moriūtur:vt pluries vidimus ita aduenire ſine ꝗfeſſiōe ꝙ potū et cibaria oīa ſecū por
tarūt. Cōtra quos inſurgūt ſcī:dicētes. Lōgius viuūt vt ꝫuius pu
niātur. Et alibi. Si ꝗs moriat in ebrietate: nō eſt orandū pro ipſo.
Sed illud dimittimus nris altioribꝫ. Et ipſi ebrioſi et guloſi ſic de
tradātes;nō gliſicētur in ſuis inhoneſtis ꝗditionibꝫ:cū a ſacra ſcri
ptura deteſtent. Eccl. xxxi. Uinū multū potatū irritationē et irā et
ruinas multas facit. Amaritudo aīe ebrietatis aīoſitas. imprude
tis offenſio minorāꝫ virtutē et faciēs vulnera ꝛc. Et pauci ſunt me
dici:quare tot numero nō pūt viuere vt ebrioſi. tū ceterꝭ paribus et
ꝗplexionaliter:medici docti et expti pūt lōgius viuere cū bono regi
mine et diſcretiōe ꝓhita ex iſꝑor ſcia plus ꝙ faciāt ebrioſi cū malo ꝫ
deteſtabili regimie. Sed qr medici docti nō pūt fieri niſi cū magnis
ſtudiis et laboribꝫ in iuid, tā in ſtudio ꝙ in practica. quare nō mire
ris ſi aliꝙ ante ſuā etatē naturalē moriātur:cū ipſi ſint tā de die ꝙ
de nocte ad videndū et recipiendū tuas corruptiōes et infecōes: vt
tuis neceſſitatibꝫ tāꝗ nature miniſtri ſuccurrere valeāt. quāre eos
nec deſpicere aut deridere debes:imo tenerꝭ eis recte et fideliter agē
tibꝫ honorē portare:cū ex hoc tibi datū ſit mādatū. Sicut ſcribitur
Eccl. xxxviii. Honora medicū ꝓpter neceſſitatē. etei creauit eū altiſ
ſimus. Ex ꝙbus ſatis ſeꝗtur ꝙ medici ebrioſoꝝ ſocietatē et taberna
rū frequētatōnē ſiue alleatoꝝ taxillātiū ꝗſortiū:oīno euitare debēt
cū ex illis multa poſſint ſeꝗ ſcādala. Ut dz eccl. xix. Uinū et mulie
res apoſtatare faciūt ſapiētes:et arguūt ſenſatos. Turpiſſimū au
tē et viliſſimū eſſet medico ebrioſo egrotantē viſitare:cū i ebrieta
te deficiāt ſapīa/diſcretio et meōria:ꝙ de neceſſitate in medico viſi
tante infirmū requirūtur. vt pūtia/preterita/et futura egrotāti va
leat euacuare. pnoſticoꝝ primo. Quare ypod loquēs de medicis ĩ
artificialibꝫ p plateas et loca currētibꝫ nō ſtudētibꝫ:ſz ſe vē derevo
lentibꝫ/ꝗ ex negociis infirmoꝝ paruā eſtimationē faciūt. Scdo de
regimine acutoꝝ dicit. Et nō inueni medicos enficiātes deeſſe infir
moꝝ/qualiter oportuit eos cognoſcere illud qd accidit eis ꝛc. Sint
ergo memorioſi/prudētes,et ſtudentes:ſua volumina continue re
voluētes/ſicut dicitur. Oportet medicū ſtudioſū eſſe. qr vita hoīm

nostri tpis est valde breuis respectu omniū que facultati medicine
pertinēt. qz tēpus in quo particulariter est agendū et operandū, est
valde breue stricti et paruū. qp si quis voluerit ad hoc deuenire, nō
poterit illud facere nisi cum magnis laboribus/exercitiis/et vsu cō
tinuo. aliter scientiam/practicam/ac bonam famam acquirere non
valebit. Et hec fuit intentio nostri patris ypocratis: cum dixit ver
bo primo. Uita breuis: ars vero longa. tempus acutum: experimē
tum fallax/iudicium autem difficile. Igitur medci semper studere
debent veraciter pro salute et sanitate corporis humani vigilantes
et intendentes propter bonum finem: et egrotantium prosperitatē
non querendo vanam gloriam, detractiones aut superbiam. quia ē
res inhonesta et bituperabilis medico superbire/aut fratrem suum
alterum medicum blaphemare propter lucrum/ inuidiam/ aut sup
biam: cum res sint pauptatis et nullius valoris. Ut habetur eccle
siastici. x. Radices gentium superbarum arefecit deus. Cum enim
morietur homo: hereditabit serpentes/bestias/et vermies. Et eodm
In manu dei potestas hominis. noli extollere te in faciendo opere
tuo et cet. Galienus enim medicorum princeps nō inuidia motus
sustinebat alios medicos. sicut apparet decimo de ingenio sanitas
capitulo tercio. Aut propter virtutem ipsius et honestatem/ aut vt
ipsos corrigeret aperiendo errores illorum et ceter. ¶ Et sic medci
emuli detractores et obloc̄ntores/elati ambiciosi/ scientie alicuius
et laudis diminuentes/et detestatores/loquaces/negligentes/et lu
multuosi/ luxuriosi: qui domos suorum egrotantium diffamāt aut
ad aliquod inhonestum prouocant. Inuidi similiter qui propter pe
cunias aut aliquam vanam gloriam alios medicos fratres suos ni
tuntur diffamare: tenentes naturam scorpionis cui scientia medci
ne simpliciter curatiua atributa est/et marti feroci. Quare merito
medici vt plurimū extant morū peruersorum. cōtumeliosi semper
vnū contra alterū intumescentes: vt exemplo videre possum⁹. Qr
si vnus aliquā vniuersitatem intret/aut frequentet vt suam sciam
et doctrinam multiplicare possit: imediate videbis omnes in eum
consurgere/nec ipsum practicare dimittent: nisi fuerit doctor illius
vniuersitatis: et illa condicio est bilissima. quia si esset vinū pba-
tissimū: libenter de illo biberent/ ex vite aut territorio non curan-
tes. Quare ergo non recipiunt illos doctos viros graduatos cū p
pter bonū reipublice sint laborantes et fructificantes. ppter quod
allero in salutem egrotantium principalius et vtilius habere duū

me dicū doctū ᣔ fidelē:Ꝗ plures tale ᵹ emulos/ſupbos/et inuidos ꝓpter
rōes ꝓdictas. Et ꝟt plani⁹ habeᵗ ꝓgſilitad et ſauonozolïã: lege illos
Sᣔ medicos ꝑtes ſiᵗ ᵫe ᵹcordātes et ad bonū finē tēdētes ꝟtilitatē
ᵹſiderãdo iſirmoꝛ ſuoꝛ: nulli dubiū ꝗn hoc eēt honeſtū et laudabᵵe
Sed inuidia ꝑmittit ᣔriſh: ꝟt ĩ cerᵵ regiõibᣔ ꟾvidim⁹. qᵴ qñ ꟾvn⁹erat ĩ
trãꟾ/alter erat recedēs. qd ſit rogo iudica. Sed eccᵵaſtes. g. ſcribiᵗ.
Amoꝛ quoqᣔ et odiū et inuidie ſiᵵ ꝑierūt/nec hūt ꝑtē ĩ hoc ſcᵵo. Ande
et coꝛda filioꝛ hoïm iplent malicia et ᵹtēptuᵵ ĩ ꟾvita ſua · et poſt hec
ad iſeros deducētur. Jᵹiᵵ paupibᣔ reᵹritur ä talibᣔ medicᵵ ꝓſcripᵗ
emulis/ſupbis/et inuidis recedere: cū in illis nõ ſit adhibēda ꟾvera
fides.ſed deᵵēt ᵹrere et frequētare medicos doctos et litteratos/be
nignos/fideles/et ſtudioſos, diligētes, ᵹſoꝛtatoꝛes paupᵡ: et nõ oꝑ
preſſoꝛes/iuidia carētes: et nõ ꝑti deceptoꝛes/atqᣔ aſtrologiã optie
ꟾtelligētes. qᵴ ꝑ aſtrologiã medicᵵᵫ ebit iudicare ᵫ eē iſirmoꝛ ſuoꝛ
Sicut haly dicit ĩ domo ſexta ᵴ egritudis dᵵ. Scias ᵹ ſignificatoꝛ
ꟾtat iſirmi ſumiᵵ a maioꝛi ꝑte reᵡ aſcēdēᵵ/et ei⁹oīī, et almuᵵē/ĩ ᵴn
qᣔ hoꝛᵴ hylec. a domo decia ſumūtur et practica et oꝑoꝛtuna a domo
ſeptia ſumiᵵ oꝑ⁹phiſici et iſirmitas. Ᵽec opinio ᣔ ptholo. alkindi ᵵ
maioꝛᵴ ꝑtis ätiquoꝛ ſapiētū: et ego ĩ ea ᵹcoꝛdo. Sed ſiᵹ ĩ mēte habe
as ᵹ prima et pꝛincipaᵵ intētio debet eſſe circa pꝛicipia egritudinisᵵ
ꟾvt in pꝛicipio de ſenſu et ſēſato. Phiſici ᣔ de ſanitate et iſirmitateᵵ
prima iuenire pꝛicipia. Qd ᵹfirmaᵵ per haly de criſi infirmitatisᵵ
cū dicit. Et aſpice in hoc dies et iꝑſa cognita, et ſūt iſta qñ luna mo
uelur ab hoꝛa iſirmitad decē ᵹdibᣔ/vel. ᵡᵡ. aut. ᵡᵵꟾv. Et a die ſeptia
infirmitad qñ applicat ad quartã loci quo erat in pꝛicipio infirmi
tatis ᵵc. Et hanc ꟾviã tenet pꝛiceps Auiᵵ ſuo quaꝛto: cū loquiᵵ de cri
ſi in qua ſuo tꝑe mirabilia vidit. Et multotiēs tätus ꟾvir timuit in
diebᣔ creticis ſuoꝛ iſirmoꝛ/ᵹ clamãdo diᵡit. O ᵴta timoꝛoſa ſigna
vidimus de ꝑſiditate ſōni ᵵ caſu pulſus ᵵc. ᵴre neceſſe ᣔ die pꝛicipiᵵ
egritudis cognoſcere: ꟾvt deide dies cretici ᵵ piᵵoſi a medico digno
ſcātur. Quare dicit yꝑᵵ pnoſticᵵ. ᵶ. Opoꝛtet ergo medicū diē pꝛicꟾ
pii nõ ignoꝛare. et ĩ ᵴ hoꝛa coꝛꝑ⁹primū habuerit caſū cognoſcᵵ. et ꝑ
iſta medic⁹ oïa certi⁹poterit adipᵵᵫ ᵴ ſūt cure nᵵcia. Aſi albumaſar
diᵵ. Medici idigēt nᵵcio aſtroꝛ ſcia: ꟾvt ꝑ eã ſciãt ſui magiſterii radi
ces certiſſie ᵴre oēs medici ſtudᵫ dūt aſtrologiã: ꟾvt ſuã artē rᵵᵫ poſ
ſiuᵵ opari ᵵ pꝛicipia egritudis ĩdubitãter cognoſᵵᵫ. Sic teſſaᵵ ptᵫᵵ
ꟾvbo ᵴdꝛageſimoquarto cētilogii. Cū fuerit aſcēdēs iſirmitad ᵴriᵴ
figure natitad. Et nõ ꝑuenit änᵵreuolutõis ad illã figurã natitad
c.ii.

peſſimũ erit ⁊c. Et ſic debes ſcire ⱷ ptholo⁹ ⱷ ariſtõ intẽdit vt ſit aſcẽ
dẽs egritudĩs ſeptimũ natiuitaꝯ, aut finis domus ꝗ eſt ſub terra/
vel domus moꝛtis .qꝛ tũc erit abhoꝛrendũ ⁊c. Et fuit intentio ypo
ⱷ ſpmedicus debeat in egritudinibꝫ intelligere ſiue inueſtigare de
radice celeſti. Vt habet pnoſticꝰ .princ. Et ſi ꝗd demũ fuerit/ etiã cũ
illo in egritudinibꝫ res celeſtis ⁊c. Quare arnoldus in pabolis do
ctrine ſcde in principio dicit. Et eſt medicus fidelis et ſapiẽs:cogni
tis cognoſcẽdis/ꝗñ celerius põt ſubuenit egrotãti ⁊c. Et ſic medici
ſtudere debẽt in annoꝛ mũdi reuolutiõibꝫ: vt inde cognoſcere poſ
ſint naturas planetaꝛ et ſignoꝛ et eis ptinẽtiũ. Et ſũt verba cardi
nalis. Camera de gcoꝛdãñ theologie et aſtrologie: verbo decĩoqua
to vbi dicit. Et moꝛtalitas gentiũ, et regna vacũa fiũt apud gifũaciõ
nẽ ſtellaꝛ duaꝛ/Saturni ſcꝫ et Jouis, p eoꝛ eni mutationẽ de tri
plicitate in triplicitatẽ adueniũt accidẽtia magna. Ex qua gifũaciõe
ſaturni et iouis parũ diximus ante: cuius eſſectus maliuoli deceptĩ
ui et venenoſi: rõe ſigni ſcoꝛpionis/et illius dñi ſcꝫ marꝙ nũdñ trã
ſierũt ꝓpter tarditatẽ ſuoꝛ motuũ. ſicut aſtrologi dicere pñt: de qui
bus nõ eſt noſtrũ pñs negocii. Sed adhuc cauendũ eſt ex ipſius ſe
mine. Ex ꝗbus ſeꝗtur ⱷ oĩbus medicis aſtrologia indubitanter ſit
valde neceſſaria .qꝛ eſt ſcia quãtitatũ et motuũ celeſtiũ coꝛpoꝛ inſe
ac inſuis eſſectibꝫ vniuerſaliter ꝗſideratiua: vt eã medicaminibus
electis vtatur tpibus ꝗbus luna eſt ꝗtẽperata planetis et ſub ꝓpecꝫ
tibꝫ figuris. Quare dicit ptholo⁹ vigeſimoprimo centũ verboꝛum
Purgatoꝛiũ accipere et luna in ſcoꝛpione vel piſce dño etiã aſcẽde
tis coniũcto planete ꝗ fuerit ſub terra p coniũctionẽ/ſcꝫ p aſpectum
laudabilẽ. ſi vero coniũctus fuerit dñs aſcẽdentis planeti exiſtenti
in medio celi: patietur nauſeã/et mouebitur medicina . et in eo nõ
moꝛabitur ⁊c. Et illud affirmat haly abeuragel ⱷ. In recipiẽdo me
dicinã. Et caueas ne aliꝗs ſignificatoꝛ vel aſcendẽtis ſit in aliquo
ſignoꝛ ruminãtiũ. Qꝛ hoc ſignificat ⱷ receptoꝛ medicine vomet eã
anteꝗ faciat opus ſuũ. Et ſubdit. Et caueas ne ſit luna et dñs aſcẽ
dẽtis in quarta domo.qꝛ ſignificat deſtructionẽ: et ſimiliter i octa
ua que eſt domus moꝛtis. Et caueas ab hac cõſtellatione in minu
tione ſanguinis de vena. Et caueas quantũ poteris: ne ſignificato
res ſint cadẽtes/nec infoꝛtunati/nec ſit infoꝛtuna appodeata, quia
hoc ſignificat malũ magnũ. Et caueas ſikꝛ ꝗtum poteris ne dñs do
mus moꝛtis ſit in aliquo anguloꝛũ:ne habeat ibi poſſe magnũ. Et
qñ hoc totũ cõſeruabis: habebis de medicina id qd voluerĩ. Quare

ptholomeus dixit. Si quis purgatorium sumpserit: luna cū ioue
existente/abreuiabitur eius opus:et effectus ipsius minuetur. Uer
ba.xix. Et alibi verbo. xx. Tangere mēbrum ferro: t luna in signo
illius membri existente vetendum. Quare barbitonsores et cirur
giri a flebotomia et incisione aliquorum mēbrorum maxime caue
re debent/donec luna fuerit separata a signo illi mēbro domināti.
Dicit magister iohannes gerson sacre theologie pfessor de cōcordā
theologie et astro. Celum est velut instrumentū dei gloriosi per qd
machina corruptibilis regulariter gubernatur tc. Concordant igi
tur theologia et astrologia:qp astrorum constellatio variatur in in
ferioribus ad varios effectus:et in hominibus ad varios mores di
sponit et inclinat. non quidem dispositione necessaria et sufficiente
sed remota et contingente. Uerbo.z.cardi.de cōcordāt. Quod sen
tit psalmista cum dicit. Celi enarrant gloriam dei:et opera manuū
eius annunciat firmamentū. Et ideo:in de legibus et sedis veneran
da est astrologie scientia:que celorum mensuras/eorumq3 motus/
influentias et virtutes considerat. ac per hoc ad contemplandum
dei gloriam eiusq3 gloriosam sapientiam et potentiam:mentes ho
minū sursum eleuant tc. Quare astrologia non inconuenietr na
turalis theologia nominatur Quia sicut superior theologia ad dei
cognitionem per supernaturalem fidem inducit:sic ista tanqp infe
rior ancilla eidem subseruiens ad diuine cognitionis introductio'
nem per naturalē rationem manuducit tc. non libris superstitiosa
inscendo/nec futura omnia de necessitate fatali aduenire sentiant/
nec terminos astronomice potestatis respectu liberi arbitrii,et qua
rūdam rerum que solum subsunt cognitioni diuine tc. Et sic omni
bus his visis vult consiliator atq3 omēs alii preallegati qp astrolo
gia sit medicis omnibus necessaria/scilicet in cognoscendo signa/
planetas et regiones/tempora anni/dispositiones celestes et terre'
stres a quibus egritudines prouenire possunt. etiam in quibz tem
poribus/quomodo/et qualiter medicine corporibus humanis sint
administrande.siue applicationes et euacuationes fiende. Quare
predictus consiliator auctoritate refert: qp cuiusmodi est medicus q
astrologiam ignorat/nullus debet se i eius manus ponere. Quod
confirmat satis ptholomeus cum dicit propositioue quinta. Opti
mus astrologus multum malum prohibere potest:quod scdm stel
las venturum est/cum eap naturas presciuerit.sic enim premuniet
eum cui malum venturum est:vt cum venerit possit illud pati. qd

sic possumus declarare: cū sciuerimus ꝗ debeat alicui aduēire egri
tudo calida et sicca de natura martis : tunc poterimus ipsum ante
aduentum ipsius influentie mutare ad oppositū/scz ad frigiditatē
et humiditatem. et sic influentia que deberet facere egritudinem re
ducet ipsum ad temperamētum. Patet enim ad oculū ꝗ possumus
impedire actionem ignis ne comburat aliquod combustibile deter
minatū: vt ponendo aquam supra ipsum/vel remouendo ipm ab
igne. Et sic sapientes possunt dominari astris. vt dicit iohannes de
saxonia/scz disponere passum ad recipiendū alio/vel alio modo in
fluentiam celestem. Non tamen possumus simpliciter impedire in
fluentiam celestem predictam: sicut nec combustionē ignis: nisi for
ma predicta. Et sunt verba ysaac in substantia libro quinto capitu
lo de febre pestilentiali. Et illud cōfirmat ptholomeus verbo. dixit
centilo. Anima sapiens ita adiuuabit opus stellarum/quēadmodū
seminator fortitudines naturales. Igitur medici vt dictum est sem
per studere debent: vt egritudinum radices intelligere valeant. Et
fuerunt saxoniensis verba alkabicii expositoris: cum dixit suo prin
cipio. Quia medicus cum errauerit in prescientia infirmitatū/aut
curatione/aut in medicaminibus: fortassis erit hoc causa perditōis
animarū. Et subdit. Et sciunt ꝗ scientia astrorum sit principiū scie
medicine. Quare oibus rebus mature consideratis: clare oibus sit
notum ꝗ medici debent esse docti/benigni/et fideles/ sagaces ꝓui
dentes/et non furiosi/pauperum fauore et honore altissimi visitato
res. infirmorūꝗ suorum diligēter sanitatē ꝓcurātes/ et radices egri
tudinū. atꝗ per astrologiā inuestigātes ꝓ̄tia/ꝓterita/et ea que fa
cta ꝓfuerūt suauiter inquirētes: nō blasphemādo/vituperando/ aut
detestando predictoꝝ medicoꝝ ordinationes: cum inscia et arte fue
rint create et fundate: respiciēdo vrinas egestiones et cōplexiones/
tangendo pulsū/sputū vidēdo/morbū/causā et accidētia cōsiderā
do. et nō scribendo per vrinas solomodo quia est res inhonesta me
dicis illud facere: et infirmis est pessima et inutilis: cū plures mor
bi per vrinas non habeant cognosci /aut iudicari . Igitur propter
conscientiam medicorum et infirmorum salutem et prosperitatem
patientes medicis se ostendere velint: vt securius/persedius/et ho
nestius medici valeant ordinare medicamina Et quicūqꝛistoꝝum
fecerit contrarium: imerito vocabitur medicus. nec patientes in il
lo fidem debent adhibere. Prescripta pauperibus sufficiant : in co
gnitione elegantium medicoꝝum.

de truffatoribz ydiotis et deceptoribz:dicētibz se in medicina mira/
bilia cognoscere:paupes expoliādo/et ipsos psubtiles cautelas de/
cipiendo.

Qtq dedimus pauperibus doctrinam in cognoscendo me/
dicos doctos,litteratos,et expertos: vt sine deceptōne in su/
is necessitatibus et egritudinibus ad illos ire et recurrere
possint. Nunc antē folium vertere volumus: demonstrando et de
clarando illos empericos et deceptores non medicos:ex quibz oēs
regiones/vniuersitates et ciuitates inficiūtur/diffamantur,et deci
piuntur. Et si nobis obiciatur que sit causa nos mouens:cum mul
ti docti viri et experti quorum calciamētorum soluere corrigiolas
non valemus:taliter nonfaciant? Ad hoc dicimus q est veritas.qt
manens in veritate,et pro veritate bellicans:in deo manet,et deus
cum eo. Et cum alii hoc nō faciāt medici:tamen de precepto aut cō
silio nostri principis ypocratis facere deberent :et pro veritate scie
et pietate pauperum. Dicit autē Seneca. Ambobz existētibz ami/
cis:sanctum est prehonorare veritatē. Hinc est q nos/non inuidia/
lucro/aut aliquo maliuolo aimo moti:sed conscientia,pietate et ca
ritate testimoniū verum et rectum in scriptis ponere desideramus
Quia plures et illustrissimi viri nostrorum patrum precedentium
veritatem huius rei cognouerūt,et in diuersis locis separatim scri
pserunt.sic pro presēti ex illis aliquid aggregare volumus: vt pau
peres tempore futuro nō taliter expoliantur aut decipiantur: veri
tatē suarū maledictarū cautelap et maliciarū aperiendo et declarā
do. Nunquid omis iesum xpm amantes et suos proximos diligētes
propter bonum reipublice laborare debēt. et pauperes tanq dei oī
potentissimi mēbra confortare,consolari,et supportare debemus:si
veritatem dicimus. Christi mādata videte. Scribitur iohānis.iii.
Omnis qui male agit odit lucem: qui autem facit veritatem venit
ad lucem et cet.Et sic vt ad lucem venire possimus:veritatē inten
dimus dicere. Igitur intelligere debes q sunt quidam viri ab aui
cenna dicti torpidi:et a vulgo medici cognominati,ignari/indocti
et emperici bubones, stulti /et molendinarii,lauarii ristores,siue
caliginarii.ac etiam mulieres vetule et domicelle. Et sic de consi/
similibus vsqz ad numerum infinitum:omnes in generali dicentes
illam nobilissimam medicinē facultatem perfectē scire,cognoscere

et intelligere: quod concedimus illis, sine sensu nature sit. Et tamen
totum istud genus empericorum stultorum et vetularum pauperes
medicari volentium adhuc nosciret dicere: panem da nobis hodie.
O quanta stultitia, o quanta deceptio, o admirabilis et incompara
bilis abusio. o quot / quanta et qualia mala omni sinulo populo et
pauperibus per istos deceptores et truffatores continue aduenisunt.
O deus scit quot et que mulieres per ipsorum medicamina aborti-
untur: administrando medicinas cum sua ignorantia menstruorum
prouocatiuas aborsum facientes. Et vbi requiruntur frigida: administrant calida. et pro calidis frigida. et cordialia cum laxatiuis
vt diarodon et electuarium de gemis insimul pastificant in suis pur-
gatoriis. atq3 etiam cautius et subtilius in suis maledictis malici-
is agunt: ita q pauperes et vulgares intelligere nequeunt: depin-
gendo scripta et receptas aliorum medicorum doctorum. Et hoc fa
ciunt cum auxilio quorundam apothecariorum cum illis participan
tium. Contra quos scribitur mathei septimo. Discedite a me omnes
qui operamini iniquitatem. Et sic quando possunt aliqua nomia-
re de rebus notis vulgo et populo vsitatis: vt dicendo aquas cicoree eas et absinthi: etiam ex oleo mastic, laurini et aneti vnctiones
conficere. et herbas aut scripta ad brachia aut ad collum ligare vel
ptisanam componere. aut sene puluerem pro ventris beneficio alicui sciunt in potu tribuere: tunc pro certo vulgares et paupes istos
stultos / torpidos /et empericos nituntur magistrare. Ut apparet
per diuinum ypocratem pnosticorum primo dicentem. Sed et vulgus
peritum ab imperito huiusmodi cognoscentium discernere nequeunt
Uulgi autem non cognoscunt meliorem a viliore. Quare ex talibus rebz
multa mala insequitur. qr isti populares dum infirmantur male decipiunt deportando suas vrinas. qr credunt q per dictas vrinas illi truffa
tores ipsos valeant adiuuare: non cognoscendo deceptiones illorum
falsissimorum empericorum nichil in mundo cognoscentium: nisi per cautelas subtiles quas illi pauperes non valent cognoscere. Et dicunt
mirabilia sicut si essent prophete: dicendo iste est intoxicatus, alter
habet vnum vel duo aut tria apostemata supra pulmonem. alter ha
bet epar corruptum et putrefactum siue apostematum. alii habent
vesicas supra membra predicta vel in corde et iuxta partes illius. alii
inqz habent magnas quantitates vermium in ventre, et alii in cerebro: apostemata in ipso. alii vt plurimum sunt sortilegati: a sortilegis vetulis
Ut magister iohannes gerson dicit, gal vieulles sorcieres. Et si fuerint

mulieres/de matrice mirabilia dicent.qd nõ est honestũ recitare.tũ
vt plurimũ oẽs erũt pgnãtes.vel si nõ fuerint:cum pecunias istis
truffatozibz attulerint aut ppinauerint/ īmediate cõcipient ex filio
aut filia qñ pecunia erit truffatozi accõmodata.Et sic paupes ipha
be hũt vxozes pgnãtes.O ẽti errozes/o ẽte subtiles et pessime dece
ptiones.o quãta et innumerabilia latrocinia.Et ab istis tanẽ a la
trombus interficiẽtibz paupes cauere debẽt.Quare reuertãtur ad
dm̃ et talia dimittãt:cũ purũ sit latrociniũ.Et faciãt illud qd scri
bitur apocal.z.Esto fidelis vsqz ad mortẽ:et dabo tibi coronã vite
ec.Adhuc habemꝰa te ẽrere quõ talia pscripta possis iudicare.Sci
mus aũt atqz oẽs alii docti viri in oibus regionibz/ẽ oĩa tua facta
nõlũt nisi deceptõnes et latrocinia coopta subtiliter.nõ tñ tm̃ cura
mus de pecunia/sicut de hoĩbus ẽ exinde moriũtur et decipiuntur.
Recogita tuũ factũ/et reuertere ad dm̃.Scribiᵗ aũt ecclia.xx.cp.
Opprobriũ neẽ in hoĩe mẽdaciũ:mozs hoĩm mẽdaciũ sine honoze
Igitur noli mẽtiri.qz veraciter scimus ẽ oĩa tua dictã a mẽdacio
innascĩtur.Vide auicẽ.ẽtra te loquentẽ suo primo.Vie significa
tionis dispositionũ vzine nõ opportet credere:nisi postẽ ẽdiciones
obseruate fuerint ec.Dicit aũt ẽdiciones breuiter Egidiꝰ romanꝰ
sub illis versibz.Quale,quid/aut qd in hoc,quãtũ,quotiẽs,vbi,qũ
Etas/natura/sexus/laboz/ira/dieta.Cura/fames/motus/lauacrum
cibz/vnctio,potꝰ.Debẽt artifici certa rõe notari.Et sic medicꝰ oẽs
istas ẽdiciones sp debet habere in mente anteẽ suiam alicuiꝰvrine
declaret aut pnũciat.Altera dicit auicẽ.Opportet eĩ vt vrina ẽ cõsi
deratur sit prima vrina ẽ in mane colligitur.et nõ pmaneat tpe lõ
go.et nõ sit ex nocte reseruata.Quare apte cognoscere potes ẽ illi
qui precipiũt vrinas medie noctis afferre anteẽ ẽpleatur digestio
et ceᵗ.in vanũ laborãt et contra canones.Quod pbatur p ysaac in
suo libro de vrinis.Tps colligẽdi optimũ est cũ tota in vesica sit
coadunata et pfecte digesta.Oz si añ tps naturale vrina colligatur
neqz certa neqz bona esse videatur.Igiᵗ recipiaᵗ vt decet in mane
celebrata digestione.et in vrinali mundo et claro tota/et vna vice
colligatur.ipaqz coopta infra horã sine ipsius motiõe medico fideli
pñtetur:nõ faciẽdo vt mulieres nostri tpis faciũt/ẽ tentando medi
cos de vno ad alios vadũt:et medicos veraciter decipe credũt.sed
in dubitãter infirmos decipiũt.Unus dicit vnũ:vt eis dulciter cõ
placeat.alter illud negat:vt forte importet honorem.Quod repro
bat ysaac in suo libro de vrinis:cũ dicit.Et ne de loco in locũ porte

tur quia ex depoꝛtatione turbida efficitur et ingroſſatur. Et in ve/
ritate cognoſcenda medicus expertus decipitur ⁊ cet. Igitur in ieſu
nomine pꝛo medicoꝛum honoꝛe et infirmoꝛum ſalute: rogo mulie
res vt talia dimittant. quia rei veritatem non intelligunt. Ideo
plano colloquio propter mala inſequentia notum vobis facimus
ꝙ medici debent videre vrinam que in mane colligitur poſt com/
pletam digeſtionem: et non de nocte reſeruatam / neq; de vno vaſe
in aliud vas tranſmutetur: vt multe mulieres faciunt: que medi/
cis vrinas preſentant cum ſuis officialibus: quod turpiſſimū eſt ⁊
inhoneſtum / et medici docti illud non debent ſufferre. Quare dicit
yſaac. Colligitur in vaſe vitreo albo et claro. et cet. Igitur tempo/
re futuro honeſtius recipiantur: et in tempoꝛe conuenienti cum to/
ta ī veſica fuerit coadunata et perfecte digeſta: vt ſupra. Poteſt au
tem quilibet vir doctus diligenter intelligere: ꝙ brodialia a carni/
bus ſemicrudis accepta in conſeruanatione ſanitatis rationabili/
ter non conueniunt: cum in illis nō perficiatur digeſtio. nec etiam
in lixiuiis mulierū cum primis ebullitionibus non manifeſtatur
coloꝛatio: ſicut in fine in quo apparet nigredo et cet. Et in iſtis ni/
chil intelligere volumus: niſi ꝙ ſit perfectio aut īperfectio / digeſtio
aut indigeſtio. Quare loco pallegato dicitur: colligi inq̃ debet to/
ta / vel ſemel in vno vaſe. tota quia melius q̃ pars actionem natu/
re ſignificat. Et ſi multotiens in multitudine vaſoꝛum colligatur
vt quantitas vniuſcuiuſq; actionis vel coctionis intellecta ſecundū
foꝛtioꝛem iudicetur. Et cum a coꝛpoꝛe fuerit recepta a medico: non
tardetur inſpectio / ne foꝛte ab aere vel alia cauſa ſimili ingroſſetur
aut coꝛrumpatur. Et hoc vult auicenna vbi dicit. Et non remane/
at tempoꝛe longo. Idem dicit yſaac in ſuo de vrinis. Oppoꝛtet vt
cum a veſica exit videatur anteq̃ ab aere coꝛrumpatur. Sed multi
ad hoc oculos non habent: vt ſunt iſti predicti emperici truffatoꝛes
et deceptoꝛes qui non curant de vrina noctis pluſq̃ diei. nec de be/
ne reſeruata, aut de male collecta et ſi fuerit clara aut turbida: vnū
et idem illis. Quare dicit Galienus pronoſticoꝛum tercio Uerum
ignoꝛantia eoꝛum de cognitione: de cuius aptitudine eſt vt accidat
infirmo: eſt plus q̃ ignoꝛantia eoꝛum de quātitate altitudinis ma/
ris. Quod confirmatur eccleſiaſti. xxxiiii. Et a mendace quid verū
dicetur: diuinatio erroꝛis et auguria mendacia et ſomnia malefaci
entium vanitas eſt. Et ſic in ſuis mendaciis ponunt erroꝛes peſſi/
mos inter vicinos et parentes. atq; ſuſpectōes mirabiles inter ma

ritos et vxores:vt pluries audiuimus/cum illos iudicant fallaci-
me esse intoxicato et venenatos:qui in veritate nunq̄ fuerūt.Ta-
men multa et infinita mala exinde nascuntur et veniunt. atqz su-
spectiones:et forte homicidia:vt ante istud tempus aduenire vidi-
mus.Quare sapientes viri qui rei veritatem intelligere queunt:i
talibz stultis et ignaris fidem adhibere non debent.Sed pauperes
et vulgares parum aut nichil iu istis cognoscentes:citius ad illos
volunt currere,et ab illis consilium petere,plusq̄ ad doctos viros
expertos et litteratos facere vellent.Et ratio est.quia pauperes in-
scientes sunt tanq̄ animalia fenum electum/cardones,et vrticas i-
simul comedentia:bonum a malo/falsum a vero discernere nō va-
lentia.Ex quibus ypocras primo acutorum dicit.Et laudant et vi-
tuperant. alia laudantes/alia vituperantes. Et cum scit nomina
aliquorum medicorum suple dicere:medicus iudicatus est a stult
et ydiot/snple.Et sic ab istis deceptoribz stultis et empicis/a mulie
ribz factis medicis paupes maxie cauere debēt:cū omia eoꝛ verba
sint vana.Sicut dz hieremie.vii. Nolite ꝙfidere in verbis menda
cii.Mirandū est aūt quō vulgares taliter se decipe volūt. Nūquid
bicēt tot nobiles doctores tā nobiliter in sacra pagina ībutos/atqz
phōs aut altos illustrissimos viros q̄ facultatē medicine cōprehen
dere nō valēt:q̄uis sint naturales.Quō ergo sūt paupes tā stulti e
amētes vt credāt ꝙ illi truffatores medici facti fiāt:cū nullā sciam
habeāt:Sed ꝓpter ꝙ de aliquo casu nō dubitāt:et possibilia cū im-
possibilibz sp sanare ꝓmittūt.qꝛ nichil sūt sciētes:et ꝓsequēs nec
sūt dubitātes:cū Galienus,ypocras,et Auicēna nō sint in eoꝛ itel-
tectu aut pūtia. Isti eni male sunt intelligētes medicinā nec ipius
veritatē sūt insequētes:ꝗcū inter oēs artes liberales scia sit difficil-
lima.et q̄ nō pōt sciri nec haberi nisi cū magnis laboribz/exercitiis
et studiis cōtinuis:vt reffert Auer prio colliget:cū dicit.Et ideo ne
cessariū est medico postꝗ sciuerit sūmas q̄ aggregate sūt i hac arte
studiū longū.et postea poterit in ipsa iuenire accidētia in materiis
q̄ sūt ipossibilia scribi.Ex quibz seꝗtur ꝙ in talibz stultis et decepto
ribz ꝓpti:paupes fidē nō debēt adhibere/nisi qn̄ decipi voluerit.Si
cut dz luce 6.Nunꝗd pōt cecus cecū ducere:nōne ābo i foueā cadūt
Et alibi hieremie.ꝕ.Forsitā paupes et stulti ignorātes viā dn̄i i iu
diciū dei sui.Qꝛ isti stulti pauperes decipiēdo veraciter cognoscūt e
itelligūt ꝙ i medicina nec i egritudinibz aliꝗd in mūdo cognoscūt
Igit ꝓpter aiaꝝ suaꝝ salutē illas deceptiōes omino dimittant: ne

ꝓpter sua mala dānationē īsequātur eternalē. q̈ tenētur restitue
re q̈a illa mala et deceptiōes q̈ cū suis cautelis/falsitatibꝫ/et subtilj
bus mediis falsiter egerūt. Sicut dɨ ysaie. lv. Derelīquat impiꝰ
viā suā:et vir iniquus cogitatiōes suas:et reuertatur ad dñm et c̄.
Q̈ sic decipiēdo pauꝑes et simplices psonas/est corā deo ꝑ m̄ hor
ribile. Nūquid patiētes ex talibꝫ mori et interfici pñt:et pueri sine
baptismo cū matre recedere ab hoc seculo. et alia multa īfinita ma
la . Sicut aduenit ab octo annis in brugio de vno lābardo noiato
achiles:qui vni generose dedit vnā medicinā sōniferā:vt cuin ipa
dormiret suā intentionē posset cū ea facere. et per illā medicinā ge
nerosa predicta obdormiuit vsqꝫ in eternū. Verberatus īde achiles
fuit ꝑ vicos. Vide si veritatē dico. Et q̈d erat ille casus a tali trussa
tore et homicida? Ultra in ciuitate lodoniaꝝ cognouimus quandā
dñam cognoisatā de biaumōt/que ꝑseptē septimanas tres medicos
habuit:q̈ iudicarūt ipam nō esse ꝓgnantē,sed molaticā. tñ fine fina
li dederūt sibi vnā medicinā mēstruoꝝ puocatiuā:et in illa die pas
sa fuit adorsū/et dña illa die cū puero suo in dño obdormierūt. Vi
de casū:et cōsidera pietatē. Et tot et tales casus a. xliii. annis vidi
mus et audiuimus aduenire:q̈ impossibile esset nobis scribere aut
recitare. Vide et equita ꝑe ciuitate ad ciuitatē:et tales casus ı siles
sine numero īuenies oī die:in q̈bus decipiūtur pauꝑes. Et ꝑ subtj
les cautelaꝰ corā domibꝫ suis ponūt signa,scripturas/et vexilla/si
ue vrinalia:vt stulti ad stultos currāt,pmittēdo omēs sanare mor
bos absqꝫ scīa. et sic sicut aues in rhete ꝑ ingeniū subtile cāpiūtur:
sic pauperes nichil i hoc cognoscētes falsiter decipiūtur. Quare no
tū facimus oībus:q̈ mulieres in piculo aiaꝝ suaꝝ marie cauere de
bent a iudicatiōe vrinaꝝ a talibꝫ deceptoribꝫ. q̈ aliq̈ sūt ꝓgnātes
et medici dicūt cōtrariū. et aliq̈ nō sunt:et dicūtur ab illis ee. Dī
cimus eī tibi q̈ in hoc est magna abusio. q̈ nō est adhuc viuēs q̈ de
certo hoc dicere posset. aliq̈ potest aduenire:sed est de raro cōtingē
tibꝫ. et q̈ñ bñ dicitur de vna:mētitur de altera. Quare medici in ta
libus iudiciis debēt esse cauti ꝓpter subsequētia picula.atqꝫ etiā ꝓ
pter honorē totius monarche medicorū. Q̈ illi q̈ in hoc minus la
borabūt:plus de honore īsequētur. Quare medici nō tm mulieri
bus debēt obedire aut placere: q̈ exinde adueniat picul si aut mēda
ciū. Sed illi empici et trussatores ad quodlibet ꝓpositū dicunt eas
pregnātes esse. et cū illis garrulāt de cōplexionibꝫ medicinis ı egri
tudinibꝫ ac si docti viri essent. Et totū q̈d dicūt non est nisi subtilis

falsitas et purum mendacium. Quod potest immediate probari.
quia si a doctis clericis interrogaretur: nullam rationem ex dictis
suis scirent formare. Adhuc multi vrinam calefiunt turbidam: vt
melius iudicent. Et illud a Jacobo forliniensi vituperatur. Quia
color vrine per calefactionem ignis augmentatur: et cruditas hfio
rum diminuitur. Et illud confirmat ysaac in suo de vrinis: cum di
cit. Calefieri vrinam postq exierit et in vitro refriguerit: illaudabi
le est. Aliquando enim vrina exit grossa/turbulenta/cruda/et indi
gesta ex pigricia caloris naturalis ad complementum sui: que cum
ad focum vel ad aquam calidam calefit: complet codionem crudi
tatis que prius nature defuerat: et mutatur de grossitudine in cla
ritatem, et facit falsam significationem. Quare medici in hoc cum
discretione sapienter casum debent ponderare. quia multoties vri
na est rubea: et egritudo est frigida. vt in ydropisi. et aliquando est
alba: et egritudo est calida. vt in frenesi et cet. Etiam magnum ver
bum est et notandum: q multi calefaciunt corpora sua accidentali
ter: et vrina demonstrat caliditatem. et tamen medicine requirun
tur calide. Nunquid per exemplum/stuphe/balnea et medicamina
calida/equitatio, labor/et bigilie, tra furor/nauigatio/vnguenta ca
lida/olea calida et species calide/vina potentia/crocus, et reubar-
rum/siue cassia fistula. et sic de consimilibus habent omnia vrinam
imutare/calefacere et rubificare siue tingere. Et econtra potatio a
que/comestio herbarum frigidarum et crudarum, poma, pira e pru
ua/papauer. comestio limonum et aliorum similium frigidorum. vt est
bsus lumbardorum. potus frigidi cibaria frigida, et complexio frigi
da. etas consentiens/sexus femineus. et sic de aliis: que oes habent
vrinam discolorare/crudificare: et pro maiori dealbare. Et sic isti
deceptores qui non cognoscunt ista predicta/nec centum similia: de
vrinis garrulant/pphetizant et metiuntur res infinitas: ex quibz
totum faciunt tremere mundum. Et pauperes sine periculo existentes
tantum per sua falsa medacia faciunt tremere: q citius suas tunicas
vellent vendere anteq ab illis sine medicinis recederent. et sic pau
peres decipiuntur. Et deus scit quales medicinas et que medicami
na ordinant et administrant: ppter plixitote dimittamus Sed equila
loca diuersa: et si vis videbis mirabilia ex istorum deceptionibz. Et cu
medici docti et expti illos errores vellent corrigere: tunc pauperes et
vulgares sunt adeo simplices q dicerent hoc ipsos p mala intentiam
facere: occasione istorum stultorum scie, qr pauperes et vulgares iter illos

g.i.

truffatores et doctores peritos paruā aut nullā facifit difficultatē.
Sicut dicit ypocras primo acutorū. Qui ergo ea dignouerit, ptisa/
nā videlicet et sirupū aquam quoqz mellis et hmōt, et ille a bulgo
uotabilis medicus habetur q̄ insipiēs ē et stultus ꝛc. vt sapiēs me/
dicus iudicare putatur. Igitur oēs deberēt illos expellere et repro
bare ꝓpter sua opera: cū medicine, primus pater ypocras eos repro/
bet. Et post Galienus Auicēna et oēs sequaces. Et si vis de vriuis
amplius habere: vide librū ylaac ad longū Auicennā et Egidiū ro/
manū et Sauonorollā et alios doctores qui de vrinis tractarunt.
et per illos videbis clare et aperte fallitates et deceptōes oīm taliū
truffatoꝛ. CAmpliꝰ dicere volumus q̄ medici nō debēt scōm ꝓdicta
neqz scōm doctrinā nrōꝛ precedētiū medicamia ordinare neqz rece
ptas scribere per solā visionē vrinaꝛ: vt isti truffatores faciūt. q̄ ī
possibile ē videre totū vbi nō ē nisi paruissima pars. Urina aūt est
pars superfluitaꝗ coꝛpoꝛꝗ minima respectu egestionū/sudoꝛ, et spu
ti. Igit p vrinā nō est dandū iudiciū totiꝰ. Quis eī p vrinā solā ꝓ
test sp et ꝓfecte cognoscere pleuresim verā et differētiā lateꝛ vel lo
ci: vel nō verā et suas differētias. vel per vrinā ptisim. aut empti
ma et eoꝛ differētias. vel peripleumoniā: nisi pūtentur sputa, scieꝛ
tiones: et q̄ pulsus tāgatur et febris cōsideretur et loci patiētis co
loꝛ. Similiter de colica passiōe, de egritudine melācolica. de oībus
spēbz lepꝛe et ipsaꝛ differētiis. de febꝛibz cōposiꝗ siue sint terciane/
quotidiāne/vel quartane/vel sint cōtinue simpliꝗ vel interpolate.
duplicate vel triplicate. et sic de q̄similibz. Similiter est de genere
gutte et speciebz eius. Nunqd veraciter dī q̄ aliteꝛ fit in artetica q̄
in sciatica aut ciragra vel podagra: et aliqū iudicatur a sanguine:
aliqū a colera. et vt plurimū scōm Auicēn. aflegmate et tu cogno/
scere potes differentias causaꝛ moꝛbi et accideutiū. et totū nou po
tes facere per vrinā. Similiter de apostematibz epatis meseraicaꝛ
et stomaci vel splenis et de ipsoꝛum ventositatibus et oppillatōni
bus. et de malis complexionibus illis mēbris aduenientibus. Eti/
am de pestilentia cum vrina in ea apparet sana: vt supra dictū ē de
siguis pestilētie. De apoplexia subeth. aut litargia: vt ab aliquibz
diebus certis vidimus de vna muliere q̄ doꝛmiuit per quattuoꝛ di
es: deinde obdoꝛmiuit in dnō. Et de oībus fluxus vētris spēbus et
de ipsoꝛ differētiis. atqz etiā de tussi et reumate: et de suis differēti
is. de retētiōibus mēstruoꝛ et eoꝛ abūdantia. de eoꝛ tꝑe, et de suis
qualitatibz. Et maxie de pulsu oīm istoꝛ/et egestiouū/de sudoꝛe/de

voinitu/et de sōno et vigiliis. de hora vt dictū est in principio egri
tudinis. de diebus creticis: vt dietis et cibariis et de eorū vsu. Etiā
de porismis et circunstantiis. de complexionibus, regionibus, et
etatibus, de tēporibus anni: sub quo signo incepit egritudo, et ad ꝗ
loca applicant cretici dies. ad fortuniū vel infortuniū. Et sic de ali
is similibus que oī die ad practicantes ad manū paratā requirūtur
sine quibus boni nec mali medici sine infirmoꝝ pñtia et eoꝝ inter
rogatione nō possunt verū iudiciū habere/nec medicinā recte egri
tudini ordinare. Quare nō me mordeāt inuidi: si rei veritatē dico.
Fui ei plixus: sed materia est tā ardua cū tangit corpus et aiam ge
neris hūani: ꝗ oīa reqꝗta adistud pñs negociū in mēse tibi scribere
nequirē. Et certe tot et tāta mala exinde sequūtur, ꝗ patiētes nesci
unt ad quos debeāt ire. Igitur medici docti videāt suos infirmos
et si pauperes sint: faciāt dei amore qui oīm est retributoꝛ. Et si fue
rūt diuites: ipsos faciāt rōnabiliter soluere. Vt dicit consiliatoꝛ.
Si fuerit gratis: nil confert vtilitatis. Atꝗ etiā infirmi dimittant
illam stultissimā consuetudinē et inutilem vrinas deportando de
loco ad locum: et de medico ad empericum vt faciunt. Est autē res
inutilis et nullius valoꝛis. Quid tibi prodest ꝗ trussatoꝛ ex vrina
tua magnum tibi faciat mendaciū? Annquid melius, conuenien
tius et vtilius esset egro medicamen recte ordinatum habere prese
tando seipsum medico fideli et experto: ꝗ vrinam suam stuld igna
ris et trussatoꝛibus mittere. et forte cōsilium sue moꝛtis habere, ꝗa
a stulto sapientia non procedit. Sicut dicitur ecclesiasti. xꝛi Labia
imprudentum stulta narrabūt. Et puerbioꝛum. xxvi. Lingua fa
lax non amat veritatem et cĩ. Dicit autem Auerroys: ꝗ multi an
tiquoꝛum hyspanie vanagloꝛia moti fuerunt in ordinando diuer
sa capitula, querendoꝗ extranea vocabula, huius autem rei viam
nec iter querere volumus. Sed clarius et vtilius ꝗ potuimꝰ scri
psimus, lotinoꝗ cōmunioꝛi et facilioꝛi. vt pauperes omnes legere
intelligere et cōprehendere possint. Tamen forte aliqui emperici ĩ
uidia moti, nobis inimicabūtur. Sed nobiscum in adiutoꝛium sit
ille cuius amoꝛe et honoꝛe pauperibus egētibus istū pñtem tracta
tulū benigne cōposuimus. Quare dictos pauperes rogamus: ꝗ in
stulticia, malicia, aut superbia nō taliter inuoluātur aut sepeliātur
nec ꝗ medicos post istud tempus amplius velint tētare: vrinas su
as mittendo, nec receptas suas requirendo. Sed sic faciāt: demon
strēt vrinas suas in pꝛia die egritudinis si possint: et seipsos pūrēt

medico vt cognoscat etatẽ/cõplexionẽ et ꝗsuetudinẽ.et ꝗ cõie ꝯuret
tꝑa moꝛbi cãm ipsius et foꝛtitudinẽ nature ꝑ ipsi⁹ pulsũ: vt possit
egritudini medicinã rectã oꝛdinare/cãm remouere/et accidẽtia mi/
tigare iuuãtia administrãdo, ꝯ nocẽtia remouẽdo. Et ꝑ ista media
habebis meli⁹ ꝗsiliũ/ vtilius remediũ et queniẽtius regimẽ ĩ breui
tꝑe a viro docto ꝯ expto in vna boꝛa plus ꝗ bꝛe posses in decẽ diebꝫ
ab empico et ignaroꝛꝑ vrinas sic de vno ad aliũ coꝛeãdo et stultissie
currẽdo vel depoꝛtãdo. Tũ foꝛte aliꝗ ꝗrere vellent a nobis ꝗ suit
causa hui⁹tractatuli ꝗpositiõis. ad hoc dicim⁹ꝗ caritas. Itẽ foꝛte
vꝇẽt dicere ꝗ nobiles/docti et illustrissimi viri fuerũt aũ nos qui
talia nõ scripserũt:maioꝛẽ ꝗce dim⁹,et minoꝛẽ negam⁹. qꝫ plures ꝟ
ct viri substãtiã hui⁹pũtis scripserũt sepati in diuersis volumibus
vt patet ꝑ auctoꝛitates ꝑallegatas. nõ tũ tñ in vnũ reduxerũt a ꝯ
ab vno solo ꝯpilatũ. Igit paupes teneãt rectã viã sapiẽtes ꝯ doctos
viros imitãdo. et trustatoꝛes et deceptoꝛes tanꝗ ĩimicos interficiẽ
tes fugiẽdo. Et cũ patiẽs a lõge fuerit distãs ita ꝗ medic⁹ nõ possit
eum visitare: mittat vrinã receptã tꝑe queniẽti vt dictũ est in auro
ra/et in vase mũdo reseruatã cũ bono regimĩe ꝑhabito die ꝑce dẽti.
Et hoc ꝑ discretũ nũciũ cognoscentẽ patiẽtis et egritudis et accidẽ/
tiũpñtia ac pterita medico enarrare valẽte:cũ litteris scripꝫ ꝯ veꝛe
declarãtibꝫ diẽ et hoꝛã accubitus egritudinis,etatẽ ꝗsuetudinẽ ꝯ cõ
plexionẽ/regimẽ siue dietã/loca doloꝛosa/vigilias et sõnũ egestiões
vẽtris bñficiũ/et sputi facilitatẽ/tussim vel inflationẽ et appetitũ/
sincopim/singultũ et sãguinis fluxũ nariũ aut mẽstruoꝛ, vel ipoꝛ
restrictionẽ aut emoꝛꝛoidaꝛ silꝫ ꝛc.et sic oĩa ista cũ discretõe scripta
medico fideli debes accõmodare post visionẽ vrine:vt securi⁹, me
lius et pfecti⁹in salutẽ egroti possit queniẽtia oꝛdinare:et nocentia
cũ medici oĩpotẽtissimi auxilio diligẽter expellere ꝯ remouere. De
empicis ydioꝗ et domicellis medicꝫ festinãter factis dicta sufficiant

Ca. xii. de apothecariis fidelibꝫ quibus in

firmi et pauperes in suis necessitatibꝫ/suas receptas debẽt offerre.

ꝑ rebꝫ aũt melioꝛibꝫ et queniẽtioꝛibꝫ medicꝫ ĩ curatiõe suoꝛ
egrotãtiũ:est bonos/fideles et doctos apethecarios habeꝛe
ꝗ in sua arte cũ diligẽtia et discretõe sollicite et curiose sint
attendẽtes et vigilãtes:nõ vnũ ꝑ alio de se ponẽtes.nec scripta aut

aut oɝdinatiões medicoɝ doctoɝ nullomō sint augmētātes aut mi
nuētes. sed multi faciūt ꝗriū. Qɝ qñ recepte ad illos veniunt:infir
mis medicias et medicainia a doctoribȝ poɝdiata ꝓpināt et adm:ni
ſtrāt. et poſtꝗ bonū et laudabilē vidēt iſeꝗ effectū:tūc vt glientur ĩ
firmis vadūt dicē:oɝagmā vnā medicie doctoɝ, addidiſſe. Sed cū
patiēs ex medicia debilitat̄:t sic facta fuit medicia vt ĩ recepta ꝗtine
tur. Sūt et alii apothecarii ꝗ sua noia decliare nesciꝛēt:tñ oī diebꝛi
nas reſpiciūt et medicias de se cōponūt:vt plures nɽo tꝓe vidimus
qd eſt incōueniēs et illicitū. Sūt iteꝛ alii apothe. ꝗ ex ĩfūdo coꝛde
tā male diſponūtur:ꝙ qñ recepte ad illos bñ,canonice,et recte oɝdi
nate veniūt:t sic ꝓpter cautelā subtilē et maledictā cōſciam imꝛēta
te garrulare/detrahere,et falſiter mētiri icipiūt:vt patiētes a docto
viɝo et fideli medico extrahāt et remoueant. Et hocȝ vt ad aliū em
periciū,stultū,aut foɝte latrūculū:iſtos pauperes iſirmos caſu non
cognoſcētes ire faciāt. Et ideo ab iſtis ſicut a latronibȝ fugiendū ȝ.
nec patiētes cū illis debēt querſare. Cōtra quos dēluce. 6. Unaꝗqȝ
arboɝ de fructu suo cognoſcitur. neqȝ ei de ſpinis colligūt ſicus. Bo
nus hō de bono theſauɝo coɝdis sui ꝓfert bonū. et malus hō de malo
theſauɝo ꝓfert malū. Tñ bñ et fideliter sic pūt facere: qñ vidēt re
ceptas a truſſatoꝛ/empericis/et mulieribꝰet ꝓꝛi deceptoribꝰveniētes
in ꝗbus vt deſſcit nō eſt oɝdo,ꝛō/nec mēſura:imo vt plurimū egri
tudinibus/cōplexiōibus,et patiētibꝰ ille oɝdinatões sūt itrōnables
nociue,male:et foɝte venenoſe. Tſic oibus his viſis et fideliter ac
recte maſticat̄:apothecarii docti et fideles debēt bono et plano mo/
do illis iſirmis patiētibꝰ/aut nūciis veritatē caſus et recepte dicere
et ex periculo inſequēti bono aīmo illos fideliter ifoɝmare.atqȝ eti
am debent pꝛedictos pauperes ad alios medicos fideles et expertos
ſine malicia aut fauoɝe cōducere et dirigere:vt ipſi tanꝗ dei miētra
exiſtētes nō expoliātur aut decipiātur. Qɝ ꝗcūqȝ fecerit ꝗriū:ĩ ſine
punietur. Ut habetur eccł. ꝭꝭꝛiiii. Qui offert ſacrificiū ex ſubſtātia
pauperū:quaſi ꝗ victimat filiū in cōſpectu pꝛis sui ꝛc. Igitur apo
thecarii bene et recte agant. et nullomōo deceptoꝛes ꝓꝛi aut iſtos
truſſatoꝛes ſuſtineāt. Et cū hoc fecerint:exinde bona et laudabilia
ſurget illis fama lucrū,et głia. Sicut dicit iohānes in epiſtolis ſu
is. Qui diligit frēm ſuū:in lumie manet,et ſcādalū in eo nō eſt. Et
ꝗ nō diligit manet in moɝte. Ideo apothe. suos frēs diligāt:et illis
medicinas a doctis veraciter oɝdinat̄ ſine deceptōe aut coloꝛe mini
ſtrent. Et ꝗ ꝗriū fecerit:imerito apothecarius noiabitur.imo debe

g.iii

ret dici confentiẽs in malicia:adiuuãs in deceptiõe.vel forte latro
cinii partificus/dũ fuple errorẽ aut maliciã dignouerit Sed fũt ali
quiq̃ fe excufare volũt:fic dicẽtes/q̃ illi pauperes i infirmi ista me
dicamina petunt et defiderãt habere:cõcedimus q̃ illa petũt.qz cre
dunt per hoc iuuari: et q̃ fint medicine bene et recte ordinate iflos
in fuis egritudinibz fanare valẽtes.Qz nichil in talibus paupercũ
hoies cognofcũt:vt dicit ypocras.Vulgus nõ cognofcit peritũ ab i
perito/nec doctũ ab indocto.Et fic a malis et nequiffimis perfonis
faciliter poffunt decipi.Sed debes fcire q̃ qñ illi pauperes maliciã
et deceptionẽ iftoz ftultoz empericoz et taliũ apothecarioz mate
riam adiuuantiũ recte intelligerant et cognofcerent: et q̃ ille medi
cine effent male ordinate et contra canones fcripte:in vero iudicio
confcientie credimus q̃ tales medicinas non v:llent emiere/foluere
aut recipere.Ergo quomodo poffet aliquis(falua cõfcientia)nega
re quin agentes,cõfentiẽtes,et participantes:in pena deberẽt par
ticipare. Igitur qui talia agunt et faciunt:ab illis tanq̃ a peccato
mortali abftineant et declinent. quia ad reftitutionem tenentur.
Sũt inq̃ alii apothec q̃ mirabiliter exteriꝰfuas apothecas ordinã
et depingũt.et cũ recepte ad illos venjũt:de meliori ciuitad habẽ bũt
Sed in rei veritate credo q̃ medicinã aliqñ ex pluribꝰfaciũt vnam
verbalitez.qz fi fuerint plura igrediẽtia i recepta fcripta/et vnũ fo
lũ habuerit:nulli dubiũ fi fuerit pecunia totũ captũ erit i olla.Si
cut vidimꝰin vna ciuitate de quodã truffatapothec q̃ faciebat oẽs
medicinas laxatiuas,p oibus veniẽtibz:et tm̃m̃ ponebat electua
riũ de fucco rofax.et fna malicia detecta:expulfus ẽ a ciuitáte.Tã
fupra ollas et fialas noia electnarioz,cordialiũ,et laxatiuoz oium
atqz aquax vfualiũ notabiliter + ordinate erãt fcripta.nichilominꝰ
parũ aut nichil erat iftra.Et cũ argentũvenebat:nichil ei deficiebat
Et certe nefcio fi de numero iftius poffes aliquos inuenire.Et vl
tra q̃ melius eft:defedu medicoz/apothecarii plurimi eoz vices vo
lunt fuplere et brinas videre/magnãqz grauitatẽ tenere/et medici
nas cõponere.Et fic nichil deeft qñ apothec talisadeft.De quo ad
propofitũ refert philoniũ cp de diffiualli.q̃.Scio eñ hoiem q̃ adhucvi
uebat dũ hoc fcribebatur:q̃ duas vncias diaturbith affũpfit p fatu
um famuliũ apothecarii illas requirentẽ loco duax diagmax.No
ui etiã aliũ cuiper fatuũ apothecariũ miniftrata fuit medicina:cũ
qua tantũ affelauit q̃ vfqz ad mortẽ prexit.Quare ab iftis apothe
iuuenibz nõ parũ elatis/nullomodo puifis:fed fatis fuperbis totũ fa

cere volentibus:medici cauere debent.qz semp oclm habere debent
ad eop cōpositiones et cōfectiões:ppter eop falsitates,stulticias aut
errores.qz multotiēs nō cognoscūt libros cōueniētes,nec ipsos in-
telligūt.et sorte nescirēt dicere ad nos:quid significat,qd romaxos
Quare dicit sauonorolla.Et ideo oportet medicū sp habere notici-
am qztitatq speq cōpositap.Uñ cū primū ad aliquā apotecā puenit
in qua practicare sperat;debet excutere modos cōpositōnis medica-
minū.Nā diuersi diuersa agūt:ad qd pauci mōdici,suple respiciūt
quos nō velis imitari.Nunqo plures medici tpe lapso inuenerūt
apothecarios ponētes lilisagū p eupatorio.s reupōticū p renbarba-
ro.et radicē briome vel genestie p ambobus p subtiles sophistirati-
ones.Quare cauendū est sp a talibz.Etiā sunt modi varii i diuersi
cōpositionū medicinap:ex quibus longū esset recitare.Ut clare vt
dere potes p nicholaū mesue:et antidota aliop docdop Et qñ medici scribunt vnū scdm suā intentionē/aliud longe ab intentiōi ordi-
nantis apothecariᵰ infirmo admistrat.vide ergo cui pderit:medi-
co aut infirmò.dico tibi medico non honorē,nec infirmo salutem.
Jzit esset valde cōueniēs q medici frequētarēt cū apothe.et vide-
rent ordinationes et cōpositiones que in vsu cōponūtur et cōficiū-
tur scdm apothecā:vt suas intētōes pfedius et securius possent ad
implere.Qz nullus ē adeo pfectus in aliqua arte qn aliqñ deficiat.
Uidimꝰ ei alias apotheq docdū lōdouiis,et bñ dispositū:in cuius do
mo superuenit quidā curialis desiderans semina cartapu.confeda
ad quantitatē triū vnciap.et apothecarius nichil mali cogitās tra
didit ei:et cū ipsis recessit.er infra tridūū ex illis tautū dedit cuidā
generoso q quasi vsqz ad mortē assellauit:et ille bonus apothecari
us ex hoc in magno fuit periculo.Item vidimus aliū apothecariū
qui dedit rē nōp pūti noinatā famulo cuiusdā generosi:quē gene
rosū habuimus in cura ex febre terciana.Et cū aliqui de domo sua
ipm viderūt sansū:in suis brodialibz posuerūt illā rē maledictā z et
subito ipm interfecerūt.Tūc raptus fuit famulus:q dixit q domi
na vxor generosi illius hoc fecit.Fuit adducta corā rege henrico:q
dedit eam alteri marito.et sic transiuit materia.Quare boni et si-
deles apothecari nunq deberent aliqua medicamina naturā venenosam habentia alicui petenti tradere/nec accōmodare.quia p hoc
possent esse causa homicidii per suā ignorantiā:cū maliuoli antmi
in malicia vt plurimū sint vigilātes.Sūt inq alii apothe.q sustl-
nūt pdicq empicos et in sua malicia pticipāt:et eis administrāt re-

ceptas et scripta medicorū doctorū. Et per hoc decipiunt populū
ad eos venientē. quia ordinant et depingunt illas receptas:et pau
peres credunt ꝙ ab illis ordinētur aut scribātur. et si ex illis bonus
cueniat effectus,hoc erit a casu aut fortuna. Et iā illi apothecarii ali
qñ compon̄ ūt medicinas trustatorias p preceptū illop empicorū et
stultoꝝ:cū ꝗbus ābo maliciose paupes decipiūt. Sicut alias vidi
mꝰ de duobꝫ ꝗ ex vno ꙅensu faciebāt de puluere zinziber̄ zuccara
et soliis auri vnā medicinā cordialē.et vendebāt vnciā ꝑ corona .
vide ꝗta erat deceptio.Sunt iteꝝ tot et tāte alie deceptiones in talibus empericis et apothecarioculis: ꝙ dies non sufficeret ad dimi
diam partē ipsaꝝ deceptionū declarandā. Tamē aduertendū est ꝙ
iusticia ad hoc octlos deberet habere, et manus apponere. sicut i plu
ribus locis faciunt:in quibus oī anno duo medici et duo apotheca
rii iurati,cum aliquo a iusticia ordinato omnes opellas et apothecas visitant. Et omnes aque sirupi aut electuaria, olea:pulueres,
cōposita atꙅ omnia vsui apothecarioꝝ cōuenientia visitantur et ꝓ
bantur. Et ꝗdquid mali, corrupti, aut male cōpositi inuentū suerit
ab opella picitur aut cōburitur:et nō inuerito. Quid enī nobilius ꝗ
corpore hūano? Nūquid circa omis artes mecanicas ponūtur cust o
des et iurati:et tn̄ omis pn̄t videre et clare cognoscere ad octūm quā
do calige,tunice, aut panni bene et recte fiunt. Et sic de oibus aliis
artibus mechanicis: Sed in arte apothecarioꝝ non pōt sic fieri. ꝗ
pauci in hoc sūt cognoscentes aut intelligētes:ex quo maius seꝗtur
periculū.Quia multi sunt iuuenes apothecarii pecuniis carētes:to
tum facere pmittētes,et per suā superbiā medicos laudant et aliꝗñ
vituperāt, ac etiā suos magistros apothecarios. et nichil sciunt, nec
aliquam bonā medicinā in suis apothecis habēt:nisi in parua quā
titate. Et quando recepte ad illos veniunt:tam rethorice loqūtur
et poetice sua verba pornant, ꝙ pauperes in illis maiorē sciam cre
dunt esse ꝗ in doctore.et forte per illos multotiēs decipiūtur. Et si
fuerint in receptis alique medicine quas in suis apothecis nō hab
ant:creditis ꝙ ad alios bonos apothecarios vel suos magistros vel
lent ire?non. Quia forte totam receptam ex vna olla terre optime
scient componere. sed hoc erit male. Et credimus ꝙ ex hoc inuniuer
so oī anno multa et peruersa mala ꝗtinue euenisit. Qd vidimus et
ꝗiiii, ānis in diuersis locis et regiōibꝫ testamur:ꝗuis īpossibile no
bis sit oīa narrare, nec volumꝰ. sed caritatiue ista dicimꝰ:vt paupes
ab istis tanꝗ a latronibus homicidis et interficientibus caueāt.

tibz et locis accidit. cui? rei magna pietas existit q̃ i͂firml et pauper
sic decipiu͂t. q̃re nr̄os supiores reip̄r rectores et gubernatores p pr̄ts
scriptu͂ veracit̄ ı caritate i͂formamus: vt i͂ talibz ordine͂ ponere velit.
Rogam? q3 o͂s i͂ hac arte doctos vt t͂pe futuro i͂ talibz ta͂diu n͂ obdor
miat: sz q̃tinue ad iusticia͂ clame͂t/scriba͂tq3 p pauper pietate ı illi9
altissimi medici nr̄i q̃ditor̄ honore i͂cessa͂ter bellice͂t q̃ tales p̄r̄ dece
ptores. no͂ rethorizãdo: sz co͂iori ı leuiori latio q̃ potez̄t scriba͂t vt o͂s
lege͂ i͂tellige͂ et mlᵗtiplicare valea͂t: vt ta͂ti errores q̃ o͂i die subu͂m
bra isti9 natural ı purissie scie p p̄dictos deceptores q̃mittu͂r ı p̄petra
tur: clare et plane possint sciri et declarari. vt p̄p̄tares vulgares iu
posteru͂ p talia media: no͂ ita furtiue et maliciose decipia͂t. Et q̃cu͂
q3 hoc fecerit pauper pietate et su͂mi medici honore absq3 inuidia/
malicia 'aut via obliq̃: nulli dubiu͂ q̃n i͂feri9 aut supi9 a deo remune
retur. et cu͂ hoc bona i͂surget fama: et itq3 ca͂ plurimap̄ ge͂tiu͂ vite p̄
speritat̄ et salut̄. Sicut eni͂ faber cul9 ferru͂ ignitu͂ supra incude͂ suo
magro a fornace pu͂tat vt op9 p sua͂ arte͂ adiplere valeat: sicq3 d͂nati
oni et discretoi͂ i͂ hac arte pitop̄ facio. vt scia et veritas augme͂tetur:
falsitasq3 et deceptio adnichilet̄ ¶ Ideo vt a me pauperes accipiͤ͂t
q̃ru͂ ingeniu͂ meu͂ breuiter erga͂ quolda͂ morbos pestiferos q̃donare
potuit: et inq̃tu͂ co͂sideratoe͂ mea a floribz studii leuit̄ collige͂ potui /
et his p̄dict̄ administrat̄ no͂ neglect̄: sed bn̄ et mature masticat̄ cu͂ i͂
clinatoe͂ diuine mie : poteru͂t multi a morbis pestile͂tialibz atq3 ab
aliis diuersis accide͂tibz p̄seruari et restaurari. medicop̄ tn̄ expertoru͂
no͂ neglecto co͂silio. Sᷓp huilissime te roga͂s sicut p pietate ı carita
te tui i͂ altissimi medici honore istu͂ p̄nte͂ tractatulu͂ co͂scribᷓ volui:
ita p me illu͂ solu͂ co͂ditore͂ largisflu͂ et sp glios͂u dignes exorare. In
cui9 laude velut a fonte suo emana͂s perpetue referat̄. de q̃bz oibz i͂
me͂sas gra͂s ago sue magnifice͂tie diuine: q̃ michi co͂donauit hec ita
mediocriter i͂tellige͂. co͂redatq3 michi indigno pete͂ti suam ptissima͂
miam/gra͂m/et vita͂ bta͂m: q̃ cu͂cta se͂per felicitat̄/regulat et perpetue
viuit per scᵗa bn̄dica9 et excelsus oim bonop̄ ca͂ et finis optim9 salua
tor et misericors ad perpetuas laudes. Amen.

¶ Regime͂ pauper contra pestilentia͂/fluxum ve͂tris/dissintericu͂/et
thenasmone͂: editu͂ et co͂pilatu͂ in ciuitate rothomage͂si: que͂ co͂fuet
altissimus/atq3 co͂pletu͂ anno d͂ni M.cccc.lxxxx. die.xviii. mensis
dece͂bris per magistru͂ Tho. Forestcrii medicine doctore͂ disciploq̄
q3 ipsius facultat̄ discipulu͂ Abrince͂ dioces oriundu͂.

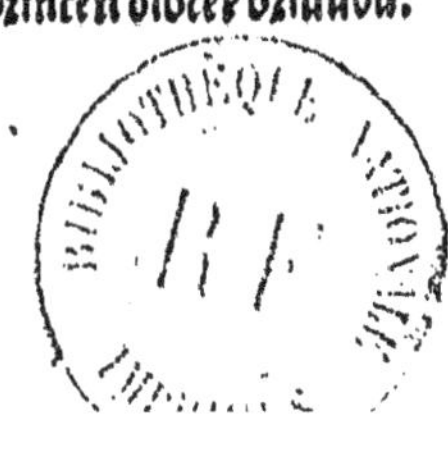
BIBLIOTHÈQUE NATIONALE

www.ingramcontent.com/pod-product-compliance
Ingram Content Group UK Ltd.
Pitfield, Milton Keynes, MK11 3LW, UK
UKHW022220120726
13694UKWH00002B/627

9 782013 594363